Lasset uns Menschen machen

(Genesis 1.26)

Glück

ohne Ende

Kapitalismus und Depression II

Mit Dirk Baecker, Alain Finkielkraut, Wolfgang Gregor, Thomas Schulte-Herbrueggen, Michel Houellebecq, Peter Sloterdijk, Thomas P. Weber und Peter Weibel

Herausgegeben von Carl Hegemann

Volksbühne am Rosa-Luxemburg-Platz

Alexander Verlag Berlin

Der zweite Band von „Kapitalismus und Depression“ erscheint zur Uraufführung von Frank Castorfs „Elementarteilchen“-Inszenierung nach Texten von Michel Houellebecq am 30.11.00 in der Volksbühne am Rosa-Luxemburg-Platz, Berlin.

Er beschäftigt sich mit den Bedingungen und Folgen der biotechnologischen und digitalen Revolution und ist entstanden in Zusammenarbeit mit dem Zentrum für Kunst und Medientechnologie Karlsruhe.

Der erste Band ist im Juli 2000 unter dem Titel „Endstation. Sehnsucht.“ erschienen. Ein dritter Band ist geplant.

SNOEZELEN

„SNOEZELEN® kommt aus dem Niederländischen. SNOEZELEN® ist die Zusammensetzung zweier holländischer Wörter. SNIFFELEN und DOEZELEN. Schnüffeln und dösen. Es steht für das Konzept von Sinneserfahrung und Entspannung. Auf der Grundlage von Freiheit und emotionaler Geborgenheit wird in speziell eingerichteten SNOEZELEN®-Räumen eine Vielfalt von sinnlichen Anregungen angeboten. Der Benutzer kann auf Entdeckungsreisen durch die Welt der Sinne gehen, indem er die einzigartige Kombination von Musik, Lichteffekten, sanfter Vibration, taktiler Stimulation und Aromatherapie erlebt. Er kann musizieren, sich bewegen oder quatschen. Er kann aber auch einfach nur daliegen und sich in dieser magischen Atmosphäre entspannen und träumen. Ursprünglich wurde SNOEZELEN® als Freizeitbeschäftigung für Menschen mit geistigen Behinderungen entwickelt. Heute genießt bereits ein wesentlich größeres Publikum die Vorteile. In Schulen, Kindergärten, Tageszentren, Altenheimen, Krankenhäusern und privaten Haushalten wurden bereits viele SNOEZELEN®-Räume eingerichtet."

(Rompa®-Katalog 2000)

Inhalt

II. KURZWEIL UND JOY

I. Schnüffeln und Dösen

Lasset uns Menschen machen

Die Konstruktion des Humanen
Gespräche über das neue Menschenbild

Erstes Gespräch

Mit Alain Finkielkraut, Michel Houellebecq, Peter Sloterdijk und Peter Weibel

Der anagrammatische Umbau des Körpers

Peter Weibel: Es geht heute um das neue Menschenbild, um die Konstruktion des Humanen. Es ist ja so, daß der Umbau des Menschenbildes an wesentliche Fundamente des Abendlandes rührt, nämlich an den Humanismus. Nicht von ungefähr heißt daher das Buch von Alain Finkielkraut „L'humanité perdue", verlorener Humanismus, verlorene Menschlichkeit, und nicht von ungefähr hat die berühmte Elmauer Rede von Peter Sloterdijk so viel Aufsehen erregt und eine ganze – wenn Sie mir das erlauben – Entrüstungsindustrie produziert.

Die Kunst des 20. Jahrhunderts versteht den Umbau des Körpers, der ja früher immer nur als ein Theater der Anatomie angesehen wurde – denken Sie etwa an die berühmten Bilder von Rembrandt – als eine Geschichte des zerstückelten Körpers, des, wie Lacan sagt, „corps morcelé". Diese Zerstückelung hat damit angefangen, daß in den 20er und 30er Jahren Künstler gesehen haben, daß man durch die fotografische Technik der Großaufnahme den Körper in Einzelteile zerlegen und diese damit isolieren kann, klarerweise in die Einzelteile der Partialobjekte, der Körperorgane von den Lippen und Augen bis zu den Zehen. Man hat gesehen: Der Körper ist ein Text. Man kann die Schrift des Körpers bzw. den Körper als Schrift lesen. Der Körper besteht aus einer Folge von Buchstaben, die normalerweise nach einer natürlichen Grammatik angeordnet sind, nach der Grammatik der Evolution. Die Fotografen haben aber – mit Vorläufern im 19. Jahrhundert – in den 20er, 30er Jahren in der Fotocollage und Fotomontage schon gezeigt, daß man den Körper nicht nur lesen kann als Schrift der Natur, sondern daß man ihn auch neu schreiben, neu rekombinieren kann. Das, was in der Chemie, in der Immunologie die Enzyme produzieren, nämlich Spaltungen des genetischen Codes, das macht in der Fotomontage die Schere. Man schneidet Teile aus und setzt sie neu zusammen. Das heißt, das Verfahren des Sequenzierens, das wir heute durch die Gentechnik kennen und bei dem die Erbschaft metaphorisch gesprochen als eine Folge von Buchstaben zu verstehen ist, die ausgetauscht und gekürzt werden kann, dieses Verfahren der Sequenzierung des Körpers hat die Fotografie und die Kunst schon verwendet. Nachdem der

Körper durch die Fotografie und die gesamten Medien vom Film über das Video bis zum Computer neu geschrieben worden ist, nicht mehr nach der natürlichen Grammatik, wie sie die Evolution vorgeschrieben hat, sondern nach einer künstlichen, anagrammatischen Ordnung, haben die Menschen gesehen, daß das natürliche Skript des Körpers nicht ausreicht und haben sich danach gesehnt, diese Ordnung zu ändern und das Alphabet des Körpers zu erweitern. Sei es durch Silikonimplantate, sei es durch kollagengespritzte Lippen, sei es durch Eisen in den Beinen, sei es durch Herzschrittmacher. Das heißt, diesen Cyborg, diesen kybernetischen Organismus, den gibt es heute schon. Insofern ist es sehr wichtig, glaube ich, daß der Philosoph Sloterdijk mit einer ungeheuren Schärfe und Dringlichkeit auf diese neuen Regeln hingewiesen hat, weil solche Cyborgs schon unter uns existieren, und zwar, mehr oder minder, auf eine positive Weise. Natürlich muß man kritisch beobachten, wie es mit dieser Entwicklung der Neuschreibung und Verbesserung des Körpers weitergeht.

Die Selbstprogrammierung des Körpers

Im Grunde geht es um die Entdeckung, daß der Körper ein Programm ist, das sich selbst umschreiben kann. Und für dieses Umschreibeprogramm des Körpers fehlen bestimmte Regeln, weil die Regeln, die bisher die Evolution vorgegeben hat, außer Kraft getreten sind. Durch die Erweiterung des Alphabets des Körpers ist es eben möglich geworden, den Körper als einen Ort der Natur zu verlassen und ihn insgesamt tendenziell in einen locus technicus, in einen Ort der Technik zu verwandeln.

Viele setzen diese Umwandlung des natürlichen Körpers in einen technisch konstruierten mit dem Verlust des Humanen gleich, weil sie davon ausgehen, daß das Humane der natürliche Körper wäre. Das ist aber eine Illusion. Das bedeutet keineswegs den Verlust des Humanen, sondern das Humane wird im Gegenteil erst erobert in dem Augenblick, wo der Körper beginnt, sein eigenes Programm umzuschreiben.

Die Eroberung des Körpers als Bild

Man kann erkennen, daß der Körper im Zeitalter seiner medizinischen und spezifisch molekularmedizinischen Konstruierbarkeit, aber auch im Zeitalter seiner medialen Konstruierbarkeit von einer Refiguration, einer Neuordnung des Körpers zu einer Transfiguration, einer Umschreibung des Körpers voranschreitet.

Der Zusammenhang zwischen molekularer Medizin – eine Unterabteilung davon ist das gentechnische Engineering des Körpers – und den medialen Konstruktionen ist nicht zu übersehen. Wir beobachten seit etwa hundert Jahren, seit dem Auftauchen der Fotografie, des Films, des Fernsehens und so weiter, daß die Medien Bilder des Körpers liefern, nach denen die Mehrheit der Menschen den eigenen Körper konstruiert. Jedes einzelne Organ, seien es die Wimpern, seien es die Lippen, seien es die Brüste, seien es die Fesseln, hat eine milliardenschwere Industrie erzeugt, eine Bildindustrie, die dem Menschen in einem Terror der Schönheit, in einem Terror des Ideals vorschreibt, wie das ideale Körperorgan auszusehen hat. Wie viele junge Mädchen und junge Männer gehen durch grauenhafte Prozeduren, in denen sie versuchen, ihren Idolen zu gleichen, die sie aus den Medien kennen. Wenn Heidegger 1950 geschrieben hat: „Ein Merkmal der Neuzeit ist die Eroberung der Welt als Bild“, so gilt das für den Körper um so mehr: Die Eroberung des Körpers als Bild.

Umbau auch der Fundamente

Peter Sloterdijk: Zunächst möchte ich einige rhapsodische Bemerkungen vortragen, mit denen ich die ideengeschichtliche Situierung der gegenwärtigen Gespräche über die conditio humana in die Erfahrungen unseres Jahrhunderts einzuzeichnen versuche. Dabei ist es nützlich, bei der Metapher des Umbaus anzuknüpfen, von der Peter Weibel hier Gebrauch gemacht hat. Die Umbau-Metapher hat etwas zutiefst angemessenes, aber auch problematisches im Hinblick auf die Dinge, die zur Zeit mit Homo sapiens geschehen, weil im Begriff des Umbaus eine architektonische Metaphorik benutzt wird, die zur Voraussetzung hat, daß man bei stabilen Grundlagen die oberirdischen Teile eines Gebäudes reformiert. Wir müssen uns aber verständigen auf einen heterodoxen Begriff von Umbau, der so umfassend ist, daß er auch die Fundamente erfaßt. Das ist ein Revisionsvorgang, der anarchitektonische Konsequenzen nach sich zieht, der Revisionen im Fundamentalbereich des Gebäudes auslöst. Oder, um die Metapher zu wechseln, Homo sapiens ist heute mehr denn je in jene Problematik hineingerissen, die seit zweitausendfünfhundert Jahren mit der Schaffung einer förmlichen Institution namens Philosophie für bestimmte Kulturen auf diesem Erdball verbindlich geworden ist: Jene Problematik nämlich, die Plato mit seinem Konzept der Anamnesis zum Ausdruck gebracht hat, als er zum ersten Mal in der Geschichte des Denkens den Akzent darauf gesetzt hat, daß alles Erkennen Erinnern sei. Dieses Pathos der Gleichung zwischen Denken, Erkennen und Erinnern ist für uns deswegen nach wie vor relevant, weil wir, auch wenn wir heute ganz anders denken als Plato, mehr denn je hineingerissen sind in die von ihm mit entdeckte und dargestellte Problematik der konstitutiven Nachträglichkeit des Denkens, der konstitutiven Nachträglichkeit von Aufklärung. Erkenntnis ist etwas, das immer zu spät kommt im Verhältnis zum Erkannten – das ist zumindest eines der Fundamentalaxiome der Ideengeschichte. Und Erkenntnis spielt sich immer ab in einer Art und Weise, die man am besten vergleichen könnte mit dem Projekt, erst auf hoher See das Floß zu bauen, mit dem man diese See befahren möchte.

Konstitutive Paranoia

Wir haben nun in bezug auf unsere eigene Natur, soweit sie in einer genetischen Schrift geschrieben zu sein scheint, einen Punkt erreicht, wo aus der Nachträglichkeit eine antizipatorische Kraft werden kann, weil sich bei allen analytischen Prozessen ein Endpunkt einstellt, der erreicht ist, wenn man so etwas wie die Elemente freilegen kann. Das Element ist ein Begriff, der auf die empedokleische Naturphilosophie zurückgeht und nichts anderes bedeutet als „der Buchstabe". In dem Augenblick, wo man begreift, daß Welt etwas ist, worin man nachträglich Elementarstrukturen erkennen kann, setzt diese Erkenntnis über die Beschaffenheit der Welt einen Umschlag der Analyse voraus. In dem Augenblick, wo man bei authentischen Buchstaben angekommen ist, kann man plötzlich den Text ändern. Solange man in der Analyse befangen ist, das heißt von der Nachträglichkeit der Situation überwältigt und noch nicht bei den authentischen Elementen angekommen ist, können wir nur in einer mehr oder weniger frommen rezeptiven Haltung den Text dessen lesen, was vor uns war.

Der Verdacht, daß hinter der Oberfläche dessen, was erscheint, ein tiefer motiviertes Sinntheater im Gang ist, hat die phantastische Entfaltung der menschlichen Intelligenzkräfte mit hervorgerufen. Ohne diese konstitutive Paranoia, welche sich eben darin artikuliert, daß wir den Weltgrund verdächtigen, daß er in der Tiefe eine andere Sprache spricht als er an der Oberfläche erkennen läßt, diese konstitutive Paranoia hat die Philosophie und die Wissenschaft ermöglicht und einen Denkprozess ausgelöst, der uns in der gegenwärtigen Weltminute – wenn man so pathetisch reden darf – den Zugang zu einer neuen Ebene von Elementarität, einer neuen Ebene von ontologisch verbindlicher Buchstäblichkeit erschließt.

Der Elementbegriff, der vielleicht der tiefste Gedanke der griechischen Philosophie gewesen ist und wahrscheinlich auch verbindlicher und haltbarer ist als die platonische Idee, tritt in dem Augenblick wieder in seine ontologischen Rechte ein, in dem es möglich wird, durch die Ankunft bei authentischen, sozusagen ontologisch gültigen Elementarstrukturen die Rekombination von kleinsten, real existierenden und nicht erfundenen Partikeln aus zu beginnen.

Die Vollendung der Vernunft

Mir scheint, das Pathos der Debatte, die wir hier führen, ist ein im Wesentlichen philosophie- und erkenntnisgeschichtliches Pathos. Wir müssen erkennen – und das führt mich zu meinem zweiten Argument –, daß Heidegger Recht hat, wenn er der Wahrheit eine Geschichte gibt, die eine andere Geschichte ist als die, die Hegel ihr zu geben intendiert hat. Hegel hat unbedingt Recht mit seinem Versuch, eine Konstellation zwischen Wahrheit und Geschichtlichkeit zu denken, die über alles hinausgeht, was Metaphysiker von alteuropäischer Couleur zu denken im Stande gewesen sind. Er läßt die Wahrheit ihren Gang gehen von einem Orient-Punkt, der dem Sonnenaufgang der Vernunft in den orientalischen Despotien gleichgesetzt wird, über einen griechischen Mittag hinweg, wo die Schatten am kürzesten sind und zum ersten Mal Menschen in schöner Vereinzelung in ästhetisch genießbarer und sittlich applauswürdiger Individualität aus dem Schatten des Kollektivs heraustreten und zum ersten Mal die Konstellation von Einzelnem und Absoluten sichtbar machen, was die eigentliche Faszination der europäischen Philosophie ausmacht. Er läßt diese Sonne weiter wandern über den westeuropäischen frühen und späten Nachmittag, über die germanische und die romanische Sphäre und läßt sie dann in einem protestantischen Abendland untergehen.

Es ist übrigens – in meiner Lektüre zumindest – kein Zufall gewesen, daß Michel Houellebecq in seinem Roman seinen Helden gleichen Namens im irischen Atlantik den Tod suchen läßt. Dies ist eine großartige hegelianische Metapher: Wenn alles getan ist für eine Sonne oder einen sich selbst vollendenden Geist, dann bleibt in der Tat nichts anderes zu tun als unterzugehen. Und dieser Untergang heißt in diesem Fall noch Suizid, heißt aber für die Gattung als ganze Ankunft im Zeitalter der vollendeten, selbsttransparenten Vernunft, für die der Zugang zur biologischen Unsterblichkeit eine Metapher ist.

Die logische Zündschnur brennt

Heidegger hat dieser Form der Verzeitlichung der Wahrheit widersprochen. Er hat versucht zu zeigen, daß der Gang der Wahrheit durch die verschiedenen Sphären und Stadien des Begriffs hindurch nicht einem solchen eutonischen Sonnenlauf zwischen Orient und Okzident entspricht, sondern daß man das, was sich zwischen Ionien und Jena ereignet, genauer gesagt zwischen Ephesos und Los Alamos, kein erbaulicher Sonnengang ist, sondern das Abbrennen einer logischen Zündschnur. Da brennt eine Schnur, die durch Jahrtausende hindurchläuft, und das Brennen dieser Zündschnur ist die Wahrheitsgeschichte. Und diese brennt auf immer verbindlichere, immer mächtigere, immer dramatischere Stellungen der Wahrheitsfrage zu. Deshalb können wir uns mit der Ankunft des Geistes in einer völligen Verwestlichung und völligen Selbsttransparenz nicht begnügen, weil, wie Heidegger richtig zeigt, mit jedem Jahrhundert, in dem diese Zündschnur der Aufklärung weiter brennt, die Dramatizität der Frage nach der Wahrheit radikaler und tiefer wird.

Heidegger hat in seiner Schrift „Über den Humanismus" aus dem Jahr 1946 – das ist der Ausgangs- und Zielpunkt in meiner Rede über die Regeln für den Menschenpark gewesen – die Frage nach dem Menschen mit der Frage nach dem Sein so verknüpft, daß sich damit eine Kritik an allen bisherigen Anthropodizeen und Bestimmungen des Menschen verbindet. Er sagt, der bisherige Humanismus hat die Frage nach dem Menschen auf eine viel zu flache Weise gestellt und hat sie unzulänglich und selbstbezüglich beantwortet. Er hat den Menschen definiert als „animal rationale". Dabei darf man immer noch denken, daß einfach so ein aus dem Tierreich übernommenes Wesen mit einem logischen Additiv versehen worden sei, als könnte es mit diesem Supertreibstoff „Logos" ein Lebensspiel eines Primaten weiterführen, als wäre hier nichts weiter geschehen. Heidegger widerspricht diesen alten humanistischen Anthropodizeen und sagt, wir haben die Frage nach dem, was der Mensch ist, nie hoch genug angesetzt, wir haben den Menschen immer zu klein gedacht. Selbst mit dem überschwänglichen Begriff der Ebenbildlichkeit gegenüber Gott ist er immer noch zu klein gedacht, weil nämlich jene unerhörte Dramatizität der Wahrheitsfrage immer weggedacht wird.

Die Sünde wider den Geist

Und die Frage nach dem Menschen zu klein zu stellen, das ist, glaube ich, die Sünde wider den Geist, die heutige Menschen begehen können. Und nicht jeder begeht diese Sünde mit soviel Anmut und Aplomb wie Erich Kästner, der in einem Gedicht von 1932 über „die Entwicklung der Menschheit“ die quintessentielle Form der vulgärdarwinistischen Denkweise und ihrer Selbstparodie in der Berliner Volksweisheit enthüllt hat.

Einst haben die Kerls auf den Bäumen gehockt,
behaart und mit böser Visage.
Dann hat man sie aus dem Urwald gelockt,
und die Welt asphaltiert und aufgestockt
bis zur dreißigsten Etage.
Da saßen sie nun, den Flöhen entflohen,
in zentralgeheizten Räumen,
da sitzen sie nun am Telephon
und es herrscht noch genau derselbe Ton

wie seinerzeit auf den Bäumen.
Sie hören weit, sie sehen fern,
sie sind mit dem Weltall in Fühlung,
sie putzen die Zähne, sie atmen modern,
die Erde ist ein gebildeter Stern
mit sehr viel Wasserspülung.
Sie schießen die Briefschaften durch ein Rohr,
sie jagen und züchten Mikroben,
sie versehen die Natur mit allem Komfort
sie fliegen steil in den Himmel empor
und bleiben zwei Wochen oben.
Was ihre Verdauung übrig läßt,
das verarbeiten sie zu Watte,
sie spalten Atome, sie heilen Inzest
und sie stellen durch Stiluntersuchungen fest,
daß Caesar Plattfüße hatte.
So haben sie mit dem Kopf und dem Mund
den Fortschritt der Menschheit geschaffen,
doch davon mal abgesehen und bei Lichte betrachtet
sind sie im Grunde noch immer die alten Affen.

Ich möchte versuchen, im Anschluß an Heidegger später noch einmal zu erläutern, warum Menschen nie Affen gewesen sind, warum sie als Affen und überhaupt als Tiere gescheitert sind.

Verzweiflung durch das Fehlen von Not

Alain Finkielkraut: Ich möchte eingangs auch etwas über Heidegger sagen. Sie sprachen gerade diese Sloterdijk-Affäre an. Die Echos kamen bis nach Frankreich, und vor diesem „Skandal" hatten Sie ja diese Martin-Walser-Affäre. Aber die Affäre, die paradigmatisch ist, ist mehr als zehn Jahre her: das war der Heidegger-Skandal. Das Erscheinen des Buches von Victor Farias hatte ein enormes Echo. Es gab Journalisten, Publizisten, Kulturakteure, die feststellten, daß Heidegger Nationalsozialist gewesen sei. Sie nahmen die Behauptung von Farias für bare Münze, derzufolge Heidegger das von der Wiege an bis zum Grabe war, eigentlich noch bevor es einen Hitler gab, und beschlossen also, ihn auszustoßen aus der Gemeinschaft der Philosophen. Ich erinnere mich an die Zeitung „Libération", wo es in einer Schlagzeile hieß: „Heil Heidegger". Ich befand mich plötzlich in der widersprüchlichen Lage, Heidegger zu verteidigen, also jemanden, dem man seine Zugehörigkeit zum Nazitum vorwerfen wollte. Wenn ich es getan habe, dann im vollen Bewußtsein des Umstandes, daß es einen Heidegger-Skandal gibt. Es ist ein für alle schwer zu ertragener Skandal, aber man muß das schon als einen Skandal betrachten. Ein großer Denker, vielleicht der größte des 20. Jahrhunderts war Rektor der Universität Freiburg und während einer gewissen Zeitspanne seines Lebens überzeugter Nazi. Ich wollte aber nicht nur den Gedanken dieses Skandals verteidigen gegen die Neigung, Skandale klein zu reden, das ist ja auch der Grund für die absolute Nazifizierung seines Werks. Doch ich war schon durch folgendes eher bestürzt und alarmiert: Heidegger wird zurückgewiesen durch unsere Welt oder zumindest durch einen nicht unerheblichen Teil der Zunft, von der man annimmt, daß sie für die Welt denkt, zu einem Zeitpunkt, da die Welt mit mehr Enthusiasmus als je zuvor darüber nachdenkt, was sie denn ist. Und diese Ablehnung ist nun wiederum die Bestätigung einer seiner berühmtesten Formulierungen: Das Fehlen von Not und Verzweiflung ist die höchste und verborgenste Not und Verzweiflung. Es gibt Formulierungen von Heidegger, die eine magische Schönheit aufweisen. „Seinsvergessenheit" – oder das eine Wort, mit dem er vorgibt, die Welt der Technik bestimmen zu können: dieses Wort „Gestell". Was haben wir in Frankreich für eine Mühe damit, das zu übersetzen. Wir haben eigentlich für dieses „Gestell", für das „zur Verfügung stellen", keine richtige Übersetzung. Es bezeichnet die Möglichkeit, alles aus allem zu machen, und die Möglichkeit, die Wirklichkeit eintreten zu lassen in eine Kombination, eine Konstruktion ohne Ende. Darum, denke ich, geht es letztlich, zu einem Zeitpunkt, wo genau diese Möglichkeit nicht mehr nur die leblose, sondern auch die lebende Materie betrifft. Das ist die tiefstgehende Neigung der Moderne, die bis in die jüngste Vergangenheit alles andere als homogen war. Das ist der Streit zwischen Altem und Neuem als Hauptcharakteristikum der Moderne. Aber das ist neu: Das Alte ist heute moderner. Und dieser Streit zwischen alt und modern ist eben genau der Streit des Humanismus, den Sloterdijk in seiner Elmauer Rede mit Bezug auf Jean Paul angesprochen hat in dem Satz über die Bücher, die große Briefe an Freunde sind, daß also eine Art Konversation letztlich die essentiellste Humanität darstellt. Und genau das tritt in Konflikt mit der Darstellung der Moderne als Fortschritt. Bei Heidegger finden wir den Gedanken, daß die Kunst das ist, wodurch wir in Kontakt bleiben mit dem Nicht-Disponiblen, mit dem Unüberwindbaren. Dieser Streit scheint sich heute selber abzuschaffen, als ob die Kunst keine andere Aufgabe hätte als die Veranschaulichung des Gestells. Das Gestell macht einigen Angst; ausgerechnet die Kunst sagt, das ist etwas Wunderbares. Die Kunst setzt das Gestell ins Bild. Man sieht also Körper, weibliche, männliche Körper, kombinierbar ohne Ende, und was im Bild kombinierbar ist, kann natürlich auch in der Wirklichkeit kombinierbar sein.

Ich sehe in dieser Situation eine Art der Verarmung der Moderne. Wir sehen plötzlich, daß das, was Heidegger Gestell nennt, die ganze Bühne einnimmt, und die Kunst eigentlich Redundanz ist: Ein Pleonasmus der Technik. Das ist eine beunruhigende Situation, die auf fast unglaubliche Art den Befürchtungen Heideggers entspricht. Die Beschreibungen Heideggers waren nie so zutreffend wie in dem Augenblick, den wir gewählt haben, um ihn rauszuschmeißen aus unserer Welt.

Das Klonen ist unaufhaltbar

Ein Satz von Hannah Arendt lautet: „Auch die Möglichkeit, Wunder zu vollbringen, zählt zu den Möglichkeiten des Menschen." Und dann spricht sie über die Kraft, anzufangen. Wenn man diesen Satz liest, ohne den Kontext des Werkes von Arendt zu kennen, gibt man ihm spontan prometheische Signifikanz: Technik schafft Wunder. Und das Wunder – das ist eigentlich diese Fähigkeit des Menschen. Warum? Weil die Moderne sich zum Ziel gesetzt hat, peu à peu die göttlichen Attribute der Allgegenwärtigkeit und des Allwissens zu übernehmen, und das auch schafft. Distanzen gibt es nicht mehr, Allgegenwärtigkeit ist heute Alltag. Das Leben ist so schmiedbar wie alles andere, die Wunder sind also machbar. All diese Wunder sind nun den Fähigkeiten des Menschen zuzuschreiben, man kann sie allerdings nur als Wunder erleben, weil ja niemand oder fast niemand praktisch das ganze

Wissen in sich vereinigt, das all diese Möglichkeiten voraussetzen. Das führt zu einer Art Cogito-Magie, einer Magie des Denkens. Descartes „Cogito ergo sum“ hat nun die Tür geöffnet für das: „Ich denke, also kann ich“ – das flüstern sich die Mitglieder der Spezies zu. Wir können mit der Maus zu jedem Zeitpunkt jeden Anlaß anklicken – auch das ist ein Wunder des Alltags. Hannah Arendt allerdings, die natürlich die Beschleunigung des Fortschritts kannte, feierte als Wunder etwas ganz anderes. Sie verstand es in dem Sinne, der aus dem Talmud hervorgeht, wie Emmanuel Levinas zum Ausdruck bringt. Er sagt etwa: Hier ist der Mensch, der mit einem Siegelring lauter gleiche Abdrücke erzeugt. Und ein anderer hat auch so einen Siegelring und schafft lauter Bilder, die sich nicht gleichen. Also, was passiert heute, in diesem Zeitalter der technischen Konstruktion des Humanen, wo das Klonen schon der Horizont ist?

Das Ende der Freiheit, anzufangen

Die Geburt war einmal ein Ereignis. Heute ist sie das Ergebnis eines Herstellungsprozesses, den man immer besser in den Griff bekommt. Die Reproduktion des Menschen scheint den Graben zuzuschütten, der ihn einmal von der industriell technischen Reproduzierbarkeit eines idealen Prototyps trennte. Nach Hannah Arendt könnte man also auch sagen, die Fähigkeit, fertig zu werden mit diesem Wunder und es zu verändern, daß die Geburt gleich und ungleich zugleich ist, diese Fähigkeit wird demnächst zu den Fertigkeiten des Menschen gehören. Wenn man nun den Experten glaubt, dann wird das, was möglich ist, auch gemacht werden. Das sagt ja Guattari in seinem Wörterbuch des 21. Jahrhunderts: Nichts wird das Klonen aufhalten, es wird Menschen geben, die es wollen, es wird Labors geben, die es machen werden. Zunächst wird man es an Tieren perfektionieren, wie immer. Ich glaube auch, daß wir Philosophen finden werden, die das ganze auch noch akkreditieren. Und ich sehe heute zwei Formen für eine solche Akkreditierung, die schon recht widersprüchlich und interessant sind. Erstens die Form einer Akkreditierung, die ich als humanistisch bezeichnen möchte, da der Humanismus – ich meine nicht den literarischen Humanismus – den Menschen durch die Freiheit definiert. Viele Philosophen sagen: Niemand kann auf das genetische Erbe reduziert werden, kein Individuum, keine Identität gibt es in absoluto. Unabhängig von der Schöpfungs- oder Zeugungsmethode, kein Kind kann eine perfekte Kopie dessen sein, der es in die Welt gesetzt hat. Wer der Klonende auch ist und was er tun wird, der Klon wird sich von ihm abgrenzen. Durch Erfahrungen, Begegnungen, Einflüsse seiner Sozialisierung wird er eine eigene Persönlichkeit entwickeln. Das heißt, das Klonen wird ein genauso eigenes, anderes Wesen ergeben, das man nicht vorherbestimmen kann, das auch die Möglichkeit haben wird, sich jeder natürlichen oder gesellschaftlichen Konditionierung zu entziehen. Dann sagt man, gut, der Mensch ist ein antinatürliches Wesen, völlig unabhängig davon, wie er auf die Welt kommt. Es kann natürlich sein, es kann künstlich sein. Der Mensch ist ein antinatürliches Wesen mit der Fähigkeit, etwas zu beginnen, was völlig neu ist. Deswegen gibt es diese völlige Abkehr von denen, die in Panik verfallen, die, wie ich, zu denen gehören, die sich Sorgen machen, die Angst haben, die das Klonen verbieten lassen wollen.

Irgendwo müssen sie ja an den Determinismus glauben, wird man denen sagen, und dann sind sie schon komische Wesen, wohl auch ein bißchen rassistisch, denn sie gehen davon aus, daß das Individuum mit seinem Erbe unauflöslich verknüpft ist. Der Antirassismus würde dann bedeuten, diese Angst zu überwinden und die neue Form der Reproduktion zu begrüßen mit freudigem Herzen.

Das ist natürlich eine paradoxe Situation, völlig widersprüchlich zu der, die wir im Moment erleben, wo der technische Konstruktivismus praktisch auf allen Ebenen greift. Er bekennt sich genau zu dem, was er mit der Auslöschung bedroht. Er bekennt sich – das ist ja schon eine Form der Selbstreproduktion – zur Freiheit, zur Nicht-Determiniertheit und nimmt gleichzeitig dem Individuum das Recht, sein eigenes Bild nach und nach zu erkennen, es nicht bereits zu lesen in jemand anderem. Das heißt, er schwächt die Dimension der Freiheit, die Dimension des Wandels, und findet im Namen des Wandels gleichzeitig seine obersten und besten Rechtfertigungen.

Abschaffung des Todes wichtiger als Sex

Michel Houellebecq: Ich möchte daran erinnern, daß wir uns im Jahr 2000 befinden, bald im 21. Jahrhundert, im dritten Jahrtausend. Ich war schon sehr überrascht, daß man das für ziemlich unwichtig hält; kaum jemand hat darüber gesprochen, alle sagten nur: Der Kalender ist doch künstlich! – Ich halte das für einen Fehler. Ich persönlich glaube, daß die Menschheit sich in zunehmendem Maße bewußt wird, daß sie eine Geschichte erlebt, und zwar eine gemeinsame Geschichte. Daher bin ich eigentlich froh, daß ein neues Jahrhundert beginnt. Das zwanzigste hat mir nicht so gut gefallen. Aber es ist schon eigentümlich und ich habe es noch nicht ganz verstanden. Es scheint den Willen zu geben, diesen Jahrhundertwechsel zu ignorieren. Irgendwann werden wir das merken. Denken Sie zum Beispiel an die Polemiken, denen Sloterdijk und ich ausgesetzt waren. Es ist schon seltsam, daß hier das Nazi-Thema angesprochen wurde. Denn wir erleben doch eine Situation, die es vorher noch nicht gegeben hat. Die Nazis hatten gar nicht die Mittel, ihren

Ehrgeiz zu verwirklichen. Sie hatten nur Mittel wie Euthanasie und Selektion und waren zur Menschenzüchtung überhaupt nicht in der Lage. Heute ist es aber ganz anders. Heute kann man wirklich ins Auge fassen, eine neue Spezies zu schaffen. Alle genetischen Änderungen und Eingriffe scheinen heute machbar. Also, ich weiß nicht, natürlich hat diese neue Lage nichts mit dem zu tun, was es einmal gegeben hat. So wenig, daß ich nicht einmal die Vorwürfe verstanden habe. Deshalb konnte ich mit diesem Streit auch gar nichts anfangen.

Wir stehen also im Jahr 2000, die Biologie steckt noch in den Kinderschuhen. Es ist schon bemerkenswert: Sobald man einen etwas komplexeren Charakter und zum Beispiel seine moralische oder sexuelle Disposition betrachtet, dann fragt man sofort, ist das jetzt genetisch bedingt oder nicht, und die Antwort ist immer: wahrscheinlich fifty-fifty. Das zeigt doch ganz deutlich, daß die Forscher selber gar nicht so wahnsinnig viel davon wissen, sobald das Thema ein bißchen schwieriger wird.

Das entwickelt sich langsam, und man sollte meinen, daß es immer häufiger solche Fragen geben wird, was genetisch bedingt ist und was nicht, wo beides mitspielt und in welcher Mischung. Um Ihnen meine Postion zu diesem Thema etwas deutlicher zu machen, möchte ich folgendes sagen: Ich hörte mit einem gewissen Amusement den Text aus der Genesis: „Und Gott sah alles an, was er gemacht hatte und siehe, es war sehr gut." Mit dieser Selbstzufriedenheit Gottes werde ich irgendwie nicht ganz fertig. Da war ich schon ein wenig überrascht. Aber egal, das war nur eine Bemerkung.

Noch etwas anderes hat mich hier sehr überrascht – offensichtlich im Gegensatz zu Alain Finkielkraut. Dieses Unwohlsein, das man bei der Betrachtung der konstruktivistischen Kunst verspürt, das hat sich mir schon deutlich mitgeteilt. Bin ich das? – Also, ich hatte ständig dieses Unwohlsein. Natürlich hat Herr Weibel recht: Der Körper wird kleingeschnippelt und neu zusammengesetzt. Aber ich habe eigentlich fast nur Geschlechtsorgane gesehen. Vielleicht bin ich ein bißchen obsessiv und sehe überhaupt nur diese Dinger. Oder vielleicht ist es der Künstler? Darüber müssen Sie sich selbst ein Bild machen. Aber egal, wenn ich an meinen Körper denke – und das tue ich unter sehr vielen Umständen und in vielen Zusammenhängen – kommt mir der Gedanke an Krankheit und Tod immer vor dem Gedanken an Sex und Erotik. Das erinnert mich an die Tatsache, daß in der Rede über meinen Roman immer wieder auf die sexuellen Aspekte abgehoben wurde. Die wichtigsten drei Merkmale der Spezies, die in meinem Roman der Spezies folgt, die da ihrem Ende entgegen segelt, sind aber doch: Sie können sich durch Klonen reproduzieren, sie haben alle einen gleichen genetischen Code und sie sind unsterblich. Alle Diskussionen über diese Wesen drehen sich aber nur um einen Punkt: Sie haben alle das gleiche Geschlecht, nur noch ein Geschlecht. Das heißt, es gibt doch noch echte sexuelle Obsessionen bei der Menschheit. Für mich war aber am wichtigsten, daß sie unsterblich sind. Das macht für mich den Stoff meines Romans aus – nichts anderes. Also, ich finde das schon etwas komisch. Ich habe mich über die jüngsten wissenschaftlichen Fortschritte nicht wirklich auf dem laufenden gehalten, aber alles, was passiert ist seit der Veröffentlichung meines Romans, das scheint doch immer wieder mit der Frage des Alterns und Sterbens zu tun zu haben. Da scheint es rasche Fortschritte zu geben. Und das wird natürlich Auswirkungen haben, die ungleich wichtiger sind als zum Beispiel die Frage, ob die Fortpflanzung in ein, zwei, drei oder vierzig unterschiedlichen Geschlechtern erfolgen soll.

Die Frage nach dem Tod scheint mir ungleich schwerwiegender zu sein in der Menschheitsgeschichte als die Frage nach dem Geschlecht als solchem. Ansonsten würde ich eher dazu neigen anzunehmen, daß menschliche Wesen sich zum großen Teil aus demselben Grund reproduzieren, aus dem sie sich Götter geschaffen haben: Sie wollen dem Tod entgehen. Das Klonen ist aber eine wesentlich perfektere Form der Selbstreproduktion, deswegen ist das auch ein Gedanke, der sich durchsetzen wird. Ich weiß nicht – können wir da mal einsteigen?

Die Zeugung als restkommunistische Zumutung

Peter Sloterdijk: Mir geht eine Bemerkung durch den Kopf, die ein junger Holländer in einer Diskussion vorgebracht hat, um mit den bordeigenen Mitteln einer sozial-liberalen Ethik die Vertretbarkeit des Cloning zu befürworten. Da steht also vor ein paar Tagen ein junger Mann in Amsterdam bei einer ähnlichen Diskussion wie hier auf und sagt: „Was haben Sie denn dagegen, wenn ein Paar einen Klon machen möchte?" (Lachen im Publikum) In Holland hat es viel länger gedauert, bis eine solche Reaktion kam. Ich habe ihm versucht zu erklären, daß das Cloning ja nun gerade jenen Zustand der sexuellen oder besser reproduktiven Angelegenheiten symbolisiert, wo das Paar als Bedingung des Kindes außer Kraft gesetzt wird und wo eine ganz neue genealogische Ordnung gestiftet wird, die man mit dem Begriff der radikal monoparentalen Elternschaft umschreiben kann. Der Monoparentalismus ist eine Entdeckung der Soziologie der 50er und 60er Jahre und kommt aus den USA. Er besagt, daß die Tendenz der modernen Gesellschaft, komplette, das heißt biparentale Familien auszubilden, immer weiter im Sinken begriffen ist und daß das Selbstverständnis der alleinerziehenden Mutter auf der psychologischen Ebene nahezu hundert Prozent und auf der sozialen Ebene ungefähr dreißig Prozent ausmacht.

Dieser Begriff entwickelt eine außerordentliche Dramatik, wenn nämlich Fortpflanzung aufhört, ein koproduktives Unternehmen zu sein und technologiegestützt im Wege des Ablegerbildens fortgesetzt wird. Das Wort „Klon“ kommt ja von dem griechischen Wort für „Zweig“ her. Der Mensch bildet gewissermaßen Luftwurzeln aus; wie eine Trauerweide mit ihren eigenen Zweigen den Boden wieder berührt und an dieser Stelle eine neue Kristallisationszelle und ein neues Individuum entstehen läßt, ohne daß eine zweite Person involviert wäre. Damit entsteht eine vollkommen neuartige genealogische Ordnung, in der alle Kinder genetische Zwillingsbrüder oder Zwillingsschwestern ihres Erzeugersubjekts wären. Das entspricht in sehr tiefer Weise den individualistischen Phantasmen der modernen Gesellschaft, in der sehr viele Individuen das antagonistische Zusammenwirken von zwei radikal verschiedenen zu einem gemeinsamen Projekt schon wie eine Art kommunistische Zumutung wahrnehmen. Denn in der alten Ordnung ist ja jedes Kind nur Halbbruder oder Halbschwester des Erzeugers, und die andere Hälfte, die Abenteuerhälfte des genetischen Pools kommt von einem undurchschaubaren anderen, dem man bis heute ungeheuer großen biologischen Kredit gegeben hat. Das ging früher ja sogar soweit, daß man bei der Brautschau auf energische Komplementärmerkmale geachtet hat. Der imaginäre Status des Cloning, wie er sich im gegenwärtigen Horizont unserer

Wahrnehmung abbildet, beschreibt ein Vermehrungsphantasma, das ausgeht von einem Individuum, das sich vom Bedürfnis nach dem Zweiten unabhängig machen zu können glaubt und das sich nicht mehr über diesen abenteuerlichen Umweg einer Begegnung mit dem biologisch anderen exponieren möchte. Der Versuch einer solchen Spiegelbeziehung liegt nahe in einer Kultur, in der jedes Zimmer mit Spiegeln tapeziert ist, die den Menschen die Botschaft ihrer möglichen Selbstverdoppelung zurückspiegeln. Der Spiegel im Haushalt gewöhnlicher Leute ist eine relativ neue Erfindung. Venezianisches Glas war bis ins 18. Jahrhundert ein so großer Luxus, daß er fast niemandem zugänglich war. Es gibt eine schöne Szene in dem Roman „Les Misérables" von Victor Hugo und in dem gleichnamigen Film, wo die junge, unglückliche Geliebte des Studenten, der in Paris lebt, sich heimlich Zugang zu dem Zimmer ihres Untermieters verschafft, um zum ersten Mal ihr eigenes Bild im Spiegel zu betrachten. Da schreiben wir aber das Jahr 1850. Ich glaube, daß ein Großteil der heutigen Diskussion als Konsequenz aus dieser noch unverarbeiteten Revolution des Spiegels für die imaginären Selbstverhältnisse der Menschen verstanden werden muß. Eine adäquate Antwort von der philosophischen Seite kann hier eigentlich nur kommen, wenn es gelingen würde, die Gesellschaft in großem Ausmaß in ein Gespräch über die Begegnung mit dem Anderen zu verwickeln und eine allgemeine Atmosphäre von Heterophilie entstehen zu lassen, also eine Liebe zu dem, was nicht das Eigene ist. Dabei muß man in Kauf nehmen, sich wieder bei den ältesten platonischen Motiven wiederzufinden. Ich erinnere an die Diotima-Definition des Eros im „Symposion" als das Verlangen nach einem Zeugen im Schönen – das berühmte „τόκος ἐν καλῷ".

Stirbt das Sterben, stirbt das Leben

Peter Weibel: Ich würde gerne auf die von Peter Sloterdijk freigelegte Verbindung zwischen dem Element als Buchstabe und dem Titel des Romans „Elementarteilchen" hinweisen. Ich glaube, eine der Ursachen für die Entrüstung, die dieser Roman ausgelöst hat, ist die, daß er mit den Elementen im Sinne der Buchstaben des Lebens oder des Sterbens spielt, und damit eben jene Revisionen im Fundament berührt, von denen Sloterdijk eben gesprochen hat. Der Titel „Elementarteilchen" meint natürlich alle Elemente; was in der Rezeption aber am meisten hervorgestochen ist, ist das Element des Sex. Der Roman behandelt Sex unter den Bedingungen des Jahres 2000, unter denen er zum ersten Mal keine reproduktionstechnische Notwendigkeit mehr ist. Früher konnte man nicht als einzelner unsterblich werden, aber das menschliche Geschlecht konnte durch Reproduktion unendlich werden. Jetzt ist die Möglichkeit medizinisch und genetisch gegeben, daß wir uns auch ohne sexuellen Akt reproduzieren können. Und ich glaube, Ihre These ist richtig, daß in unserem Zeitalter Sex zum ersten Mal reiner Sex ist.

Sie schildern die Tristesse, die dabei herauskommt ziemlich deutlich. Ich finde es daher merkwürdig, daß man Ihnen Ihre Auffassung vom reinen Sex vorwirft, da Sie den Verlust des Horizontes des Humanen zeigen, was bedeutet, die Fundamente des Humanen um ihre Vision zu bringen. Damit sind wir auch bei der Frage, auf die Sloterdijk hingewiesen hat, daß, wenn wir als Geschlecht in ein Zeitalter biologischer Unsterblichkeit eintreten, nicht nur die Metapher des Todes, sondern auch die Metapher des Lebens berührt wird. Und das ist es, glaube ich, was an Ihrem Roman so einen Tumult auslöst, daß er eine Vision möglichen Lebens auf der Grundlage eines veränderten Begriffs des Sterbens darzustellen versucht.

Kein Sex ohne Talent

Michel Houellebecq: Ich bin einverstanden mit Ihnen, Herr Sloterdijk, wenn Sie sagen, wenn zwei sich zusammen tun, um ein Kind zu machen, ist das heute schon fast Kommunismus. Noch schlimmer: Das gilt schon fast für den Sexualakt überhaupt. Es gibt eine unbestreitbare Tendenz im Westen, daß die Menschen es nicht mehr hinkriegen, sich zu lieben. Das ist frappierend. Wir sehen die Tendenz zu einer gewissen Professionalisierung der Sexualität oder, um es ein bißchen unbehauener zu sagen, wir nähern uns einem Zustand, in dem nur noch die sich physisch lieben, die das auch können, die besonders begabt sind dafür. Die Schwierigkeit der Begegnung...

Kurz gesagt, ich habe Angst, daß die Baisse in der Liebesbeziehung – um statt Kommunismus etwas anderes zu sagen – möglicherweise dazu führen könnte, daß der Sex nach und nach ausstirbt. Zumindest der zu mehreren. Ich bin nicht sehr optimistisch in diesem Punkt. Die Frage, die sich mir stellt, lautet: Warum wurde dieser Skandal ausgerechnet durch sexuelle Fragen ausgelöst? Wahrscheinlich zum größten Teil aufgrund der Illusionen, die sich Franzosen und Französinnen gerne machen über ihr gut entwickeltes Sexualleben. Die wollen nicht hören, daß man ihnen sagt, da klafft doch einiges zwischen Wunsch und Realität auseinander. Deshalb habe ich paradoxerweise so etwas wie einen Sex Skandal mit meinem Roman verursacht, der fast überhaupt keinen Sex enthält. Das kommt wohl von dieser mediterranen Vanitas.

Gegen Rassismus, für Gentechnik

Peter Weibel: Ich glaube, Herr Finkielkraut, Sie haben recht mit der Bemerkung, daß die Montage-Kunst, dieser technische Konstruktivismus etwas zu tun hat mit Heideggers „Gestell". Aber, da stimme ich mit Houellebecq überein, diese Kunst zeigt eine eher traurige Illustration der technischen Konstruierbarkeit.

Der menschliche Körper ist das Programm eines Organismus, das sich mit den Mitteln seiner eigenen Bestandteile, sei es mit seinen Organen, sei es mit seinen Genen, modifizieren kann. Das heißt, er schwebt zwischen zwei Polen, einerseits der Freiheit, des Indeterminismus, anderseits bleibt er im deterministischen Rahmen seines Programms. Und Sie erheben, wenn ich es richtig verstehe, die Frage, ob dieser Vorgang der Umschreibung schon Rassismus ist. Ich bin der Auffassung, daß der Vorgang der Umschreibung des Körpers eher vom Rassismus befreit. Eine Identität, die auf Körper- und Geschlechtspolitik aufgebaut ist, welche die Natur mir aufzwingt, daß ich zum Beispiel als weißer Mann geboren werde, das ist ja der Determinismus der Natur. Wie ich dem entrinnen kann, das ist die Frage.

Kommunismus: der Traum vom Klonen vor dem Klon

Alain Finkielkraut: Ich persönlich habe niemandem Rassismus vorgeworfen in diesem Zusammenhang. Doch was Sie gerade gesagt haben, beweist meiner Ansicht nach sehr schön, daß ein nicht unerheblicher Teil des heutigen Denkens und damit auch der Kunst in gewisser Weise in Symbiose oder Osmose lebt mit der Technik im Sinne Heideggers, das heißt mit dem „Gestell". Wenn es zutrifft, daß man dieses Unwohlsein nur empfinden kann, wenn man bestimmte dieser Neu-Kombinationen sieht, Video-Kunst und so weiter, dann sagen Sie doch selbst, daß es in dieser Konstruktion des Humanen etwas gibt, das tatsächlich seiner wesentlichen Zielbestimmung entspricht. Nämlich Widerstand zu leisten gegen all das, was ihm von außen oktroyiert wird. Aus dieser Sicht betrachtet, stellen sich Künstler doch auch in diese Bewegung und plädieren damit für den Befund, den ich vortragen wollte: Wir leben in einer Zeit, die man interpretieren kann als das Ende des Streits zwischen Altem und Modernem. Es ist, als ob die Alten heute das ganze Feld der Moderne besetzt hätten, wo es nicht mehr um die Illusionen der Aufklärung geht. Es gibt heute keinen Raum mehr für etwas anderes, für Nostalgie, für Sehnsucht, für Melancholie, für einen Weltschmerz, der nicht technisch bedingt ist, und für Natur.

Was mich nun wundert, ist, daß man heute offenbar, wenn auch nicht mit Enthusiasmus, so doch mit einer gewissen Leichtigkeit, das Schicksal der Menschheit diesem Konzept der Konstruktion anvertrauen möchte. Houellebecq sagte das gerade auch: Er mochte das 20. Jahrhundert nicht so wahnsinnig. Er hat seine Gründe dafür. Man kann aber sagen, ein großer Teil des Schreckens des 20. Jahrhunderts stand unter dem Zeichen der Konstruktion. Es war das Jahrhundert der ideologischen Konstruktion des Menschen par excellence. Der Kommunismus als ideologische Konstruktion ist doch auch ein Traum vom Klonen vor dem Klonen. Diesen Kommunismus, auch den sexuellen, müßte man metaphernhaft darstellen können. Das gefällt mir.

Das Unbeherrschbare als Anfang der Freiheit

Wir alle wissen, daß es auch Konstruktionen vom Menschen gibt, in denen die einzelnen Menschen zu Rädchen in einer Maschinerie werden. Man kann auch sagen, es ist das Jahrhundert der Arbeit, des Arbeiters im Sinne von Jünger, wo der Mensch austauschbar wird, wie der unbekannte Soldat. Die Soldaten hatten doch, verdammt, einen Namen! Heute hat der unbekannte Soldat keinen Namen mehr. Er ist austauschbar, das gilt auch für den Arbeiter. Warum? Weil der Traum von der Austauschbarkeit im 20. Jahrhundert Platz gegriffen hat in seinen unterschiedlichsten Formen. Ich wundere mich darüber, daß, kaum nachdem die Ideologie mit diesem Projekt am Ende ist, die Technik dieses Projekt an sich reißt und es wieder losgeht – mit gesenktem Haupt. Ich denke, es ist wirklich wichtig, daß wir das Humane dem Konzept der Konstruktion entreißen. Und wenn ich Hannah Arendt erwähnte, dann weil es bei ihr diese sehr seltsame Auffassung der Freiheit des Menschen gibt: Der Anfang der Freiheit ist die menschliche Fähigkeit, Wunder zu schaffen, und das ist der Anfang. Arendt zitiert den Heiligen Augustinus: „Damit es einen Anfang gibt, wurde der Mensch geschaffen."

Aber sie sagt nun, seltsamerweise nimmt er seinen Anfang in der Geburt. Die Geburt ist jedoch etwas, worauf der Geborene keinen Einfluß hat. Und auch die haben keinen Einfluß darauf, die das Kind in die Welt setzen. Sie wissen gar nicht, was es für ein Kind wird. Die Freiheit ist also verwurzelt in dem, was sich uns entzieht, was man nicht im Griff hat. Hier gibt es einen Zusammenhang zwischen Natur und Freiheit. Das Unbeherrschbare ist der Anfang der Freiheit des Menschen. Auf allen Ebenen ihres Werkes gibt es diese Janusköpfigkeit immer wieder. Wenn sie von Bildung und Erziehung spricht, dann baut sie das alles auf einem Widerspruch auf. Erziehung und Bildung, sagt sie, müsse konservativ sein – sie war ja eine Konservative –, um dem Kind die Möglichkeit zu geben, seine revolutionären Fähigkeiten zu entwickeln, die Möglichkeit anzufangen. Da sind wir auf einer ganz anderen Ebene, der Ebene der Kultur. Aber auch hier haben wir diese Gliederung, die wir ein wenig vergessen haben. Ich befürchte, wenn die Natur durch die Technik kannibalisiert wird, passiert etwas Irreparables mit den Menschen.

Messer zu Schreibstiften

Peter Sloterdijk: Der Begriff des Gestells erfaßt nicht alles, was Heidegger selber in Hinblick auf das menschliche Machenkönnen denkt. Der Gestellbereich der Technik ist derjenige, wo es zur Machtergreifung eines herrischen Subjekts über eine versklavte Materie kommt. Die Gestell-Materie ist Materie, die durch die Machenschaften einer Herrensubjektivität eingefangen wird. Heidegger ist ja gerade in der zweiten Hälfte seines Werkes auf der Suche nach einem Begriff von dem, was die Totalität dieser Gestellhaftigkeit zu unterlaufen vermag. Und er nähert sich aus diesem Grund, nicht weil er sich im Nationalsozialismus die Finger verbrannt hat und ein unverfängliches Terrain sucht, sondern aus der tiefen strukturellen Logik seiner Begrifflichkeit heraus nähert er sich mehr und mehr dem Felde der Kunst, weil er es dort mit einem Machen, das heißt einem vom Menschen begleiteten Hervorbringen zu tun bekommt, welches nicht jene herrische Form der Anwendung subjektiver Regeln auf eine zu versklavende Materie besitzt. Wäre er konsequent gewesen, hätte er für diesen zweiten Bereich eine Analogbildung entwickeln können, die dem Gestell ein Gewebe gegenüberstellt oder ein Gewächs. Oder, wenn es das gäbe, ein Wort, das beides enthält: ein Gewächsgewebe. Das wäre ihm vielleicht am liebsten gewesen, um die Verschränkung von dem, was man zuläßt, und dem, was man selber dabei geburtshelferlich fördernd mitbedingend zu bewirken vermag. Aus diesem Grund bin ich der Meinung, daß man in der Heideggerschen Terminologie noch eine Schicht tiefer gehen muß, als die übliche Analyse es tut. Und man muß sich davon überzeugen, daß das Paradigma des Gestellmittels, auf das Heidegger hindenkt, das Messer ist. Der Kommunismus hat „Hammer und Sichel" in den Vordergrund gerückt, Heidegger ist ein Metaphysiker des Messers, das heißt jenes universalisierten Trennmittels, mit dem man die Elemente aus der alten, noch nicht verstandenen Natur herausschneidet und aus ihren Kontexten reißt, um sie unter dem Gesichtspunkt der minimalen Eignung, wenn sie auch nur zu ein bißchen was taugen, in Sklavendienst zu nehmen für etwas, was ihnen eigentlich fremd ist. Der späte Heidegger denkt genau in die andere Richtung. Er will eigentlich eine Technik des Schreibstiftes und nicht eine Technik des Messers. Der Schreibstift ist das Organon einer sich selber vollbringenden Poiesis, in der sich, ausgehend von bestimmten Elementen, die Welt der sagbaren Dinge weiterschreibt. Das ist ein anderer Modus des Produzierens, der nicht in der Grundhaltung der Vergewaltigung des Seienden durch ein herrisches Subjekt vollzogen wird, sondern eher im Modus des Zusammenspiels zwischen einer subjektiven und einer in den Objekten selber verkörperten Intelligenz. Mit anderen Worten: Das Verhältnis zwischen Subjekt und Objekt verschiebt sich im Gang der heideggerschen

Meditation mehr und mehr von der Beschreibung eines Herrschaftsverhältnisses zwischen einem Rohsubjekt und einem Rohstoff hin zu dem Verhältnis zwischen einem Feinsubjekt oder einem Dichter und einem Text oder einer Partitur.

Wenn wir daraus die Analogien ziehen könnten für das, was Gentechnik in einem guten Sinne sein könnte, dann würden wir auch jene Sphäre verlassen, in der der Mißbrauchsverdacht das erste ist, was uns einfällt.

Gottes- und Orgasmusnarren

Noch eine kleine Bemerkung zu dem Problem des Unbehagens in der Sexualität: Ich glaube, das ist keine Spezialität des 20. Jahrhunderts. Ich glaube, die Menschen haben sich mit der Sexualität immer unglücklich gefühlt. Und ich glaube, daß gerade die männliche Position in der Sexualität immer von einer großen Misere geprägt war, weil Männer biologisch und existentiell genau an der Stelle stehen, von der aus man sehen kann, daß man vom Entscheidenden nie etwas verstehen wird. Denn die Urverlegenheit der menschlichen Sexualität wie der lebend gebärenden Säuger im allgemeinen liegt ja darin, daß man in der männlichen Position immer das Gefühl hat, zum Entscheidenden keinen Zugang zu haben – das spielt sich nämlich irgendwo im Fraueninneren ab. Das Mysterium der mamisphärischen Weiblichkeit besteht darin, daß dort eine Ovulationsspieluhr abläuft, auf die man keinen Einfluß hat und die uns in die Verlegenheit bringt, da hinein zu wollen, um irgendwie mitzumachen. Der Mann ist sozusagen in einer Bettler-Situation als externer Betrachter einer Welt von Frauengeheimnissen, zu der es keinen Zugang gibt. Das ist eine sehr alte Erfahrung. Das 20. Jahrhundert hat in diesem Punkt sogar eher eine Aufhellung dieser Urdunkelheit der Sexualität mit sich gebracht, weil die Verharmlosung der Sexualität für die Frauen einen etwas großzügigeren Umgang mit vorbeikommenden Männern möglich gemacht hat.

Vielleicht kann man dieses Argument ein wenig substantialisieren, wenn man an Friedrich Nietzsche erinnert, der in meinen Augen einer der letzten Kronzeugen einer ganz anders gearteten Ordnung des Begehrens war, in der die Sexualität immer nur eine relativ epiphänomenale Rolle spielen durfte. Das 20. Jahrhundert hat den Gottesnarren oder den Vollendungsnarren der metaphysischen Ära durch den Orgasmusnarren unserer Zeit ersetzt. Wir sind zwar nach wie vor ein außerordentlich höhepunktgläubiges Geschlecht, die Europäer bleiben hier ihrer alten metaphysischen Grammatik treu, die besagt, daß eigentlich das Leben nur im Licht von Höhepunkten gerechtfertigt sei. Ich darf ihnen aus Nietzsches nachgelassenen Fragmenten aus dem November 1887 eine Passage vorlesen, von der ich glaube, daß sie einen Beweis dafür bietet, daß Nietzsche mitten unter uns sitzt und auf seine Weise diese Debatte mitführt. Er bezeugt hier jene alteuropäische Fähigkeit, den Höhepunkt an einer ganz anderen Stelle zu suchen und zu vermuten. Er schreibt: „Fünf, sechs Sekunden. Und nicht mehr. Da fühlt ihr plötzlich die Gegenwart der ewigen Harmonie. Der Mensch kann in seiner sterblichen Hülle das nicht aushalten, er muß sich physisch umformen oder sterben. Es ist ein klares und indiskutables Gefühl. Ihr scheint euch in Kontakt mit der ganzen Natur und ihr sagt: Ja, das ist wahr. Als Gott die Welt geschaffen hatte, sagte er am Ende jedes Tages: Ja, dies ist wahr, dies ist gut. Das ist nicht Rührung, das ist Freude. Ihr verzeiht nichts, weil es nichts zu verzeihen gibt, ihr liebt nicht mehr, oh, dieses Gefühl ist höher als die Liebe. Das Schrecklichste ist die schauerliche Bestimmtheit, mit er es sich ausdrückt, und die Freude, mit der es erfüllt. Wenn das länger dauerte, könnte die Seele es nicht aushalten, sie müßte verschwinden."

Sie sehen ganz deutlich, daß Nietzsche hier einen ganz anderen Begriff von Höhepunkt ins Feld führt, der aus der Dimension der Sexualität herausgeschoben ist. Und dann sagt er etwas ganz Unerhörtes: „In diesen fünf Sekunden lebe ich eine ganze Menschenexistenz, für sie würde ich mein ganzes Leben geben – es wäre nicht zu teuer bezahlt. Um dies länger zu ertragen, müßte man sich physisch transformieren. Ich glaube, der Mensch hört auf zu zeugen. Wozu Kinder, wenn das Ziel erreicht ist?"

Da hören sie die Stimme des letzten abendländischen Mönchs. Der letzte, der an einen anderen Höhepunkt glaubt und kraft dieses Glaubens auch eine Alternative zu diesem gesamten biologischen Theater entdeckt. Und das ist der Weltvorbehalt, den die christlichen und die humanistischen Askesen, die Askesen der lesefähigen Menschheit uns vermacht haben. Der Glaube daran, daß es Ziele oder Höhepunkte gibt, die in einer überhaupt nicht reproduktiven Dimension liegen. Ich glaube, die große Gefahr unserer heutigen Debatte ist die, daß wir einen Hyperpositivismus im Gewand der Biologie in die Gesellschaft hineintragen und damit die meta-kosmischen Reserven, die in zweitausend Jahren europäischer Metaphysik aufgebaut worden sind, in einer Orgie der Frivolität verschwenden. Das ist ein wichtiger Nebenaspekt, der sich durch diese fast fanatische Aufgeregtheit, mit der die gegenwärtige Genetik-Debatte geführt wird, in unsere Gesellschaft einschleicht.

Freiheit von der Familie

Michel Houellebecq: Ich habe eine ganz andere Sorge als Alain Finkielkraut. Was mir völlig anders erscheint als bei den Nazis oder im Kommunismus, ist, daß heute bei der Erzeugung von genetischen Produkten der Markt entscheiden wird. Das ist zwar genauso beunruhigend, mündet aber letztlich doch nicht in die gleiche Art von Ängsten und Sorgen. Natürlich werden neue menschliche Wesen entstehen, aber wenn es in einem rein wirtschaftlichen Umfeld dazu kommt, dann werden wir doch sehr unterschiedliche menschliche Wesen vor uns haben, weil jeder sich zusammenstückeln wird, was er mag. Die Angst bezieht sich jedoch nicht auf die Frage, worauf sich eine Gesellschaft unter solchen Bedingungen ideologisch stützen soll, beunruhigend ist vielmehr das vollständige Vordringen der biotechnologischen Produktion in die individuelle und familiäre Sphäre. Es ist doch unbestreitbar, daß die Familie so etwas wie eine Lehrwerkstatt der Gesellschaft ist. Das ist nun einmal so. Und die Zentrifugalkräfte, denen die Familie ausgesetzt ist, könnten durch die neuen Technologien vielleicht noch mehr Gewicht bekommen.

Ansonsten muß ich sagen, daß ich den Eindruck habe, daß der Bereich der Sexualität nach wie vor mysteriös ist. Ich bin allerdings davon überzeugt – das ist sicherlich kein proliterarischer Größenwahn –, daß die Literatur dafür nichts kann. Oder höchstens ein bißchen, denn das ist ihre Schwierigkeit: Man kann eine sexuelle Erfahrung nicht ohne die Beschreibung des Taktilen darstellen, dafür ist die Sprache eigentlich nicht gemacht. Sie ist mehr für die Übermittlung von Informationen und Gedankeninhalten geeignet. Um eine Freude oder einen Schmerz zu beschreiben, dafür gibt es nicht viele Wörter – und die sind auch noch unzureichend. Da greift man schnell auf Metaphern zurück. Die Literatur ist zwar nicht völlig mittellos, aber auch nicht bis an die Zähne bewaffnet. Andere Bereiche der Kunst haben es da vielleicht nicht viel besser. Das sollte nur so eine Bemerkung sein.

Masturbation zu zweit

Peter Weibel: Peter Sloterdijk hat zu Recht darauf hingewiesen, daß wir nicht nur seit langem ein Unbehagen in der Kultur verspüren, wie es Freud diagnostiziert hat, sondern auch ein Unbehagen in der Sexualität. Die Frage ist aber, warum dieses Unbehagen immer wieder mit der Frage der Humanität assoziiert wird. In Michel Houellebecqs Roman wird die Loslösung des Sexus von der Liebe beschrieben. Und der Sex entfernt sich auch von der Natur, weil er nicht mehr reproduktionstechnisch notwendig ist. Der Sex verliert seinen evolutionären Sinn. Nun möchte ich fragen, weshalb Kritiker Sex ohne Liebe als antihuman bezeichnen. Ich habe im Allgemeinen den Verdacht, daß immer dann, wenn die Buchstaben der Natur freigelegt werden und ein neuer Text sichtbar wird, der unser Naturverständnis erweitert, die Leute aufspringen und sagen, das ist antihuman. Deshalb finde ich auch Ihren Roman so interessant, weil er den reinen Sex und das Unbehagen darin zeigt und daß seine Entfernung von der Liebe vielleicht erst seine menschliche Bestimmung ist, nicht das Antihumane, das wir darin sehen.

Ich möchte in diesem Zusammenhang einen berühmten Witz unseres Philosophen-Kollegen Slavoj Zizek erwähnen, da in Ihrem Roman oft masturbiert wird. Zizek hat gesagt, wenn man der Masturbation vorwirft, sie sei Liebe nur mit sich allein, dann ist das schon in Ordnung. Aber dann muß man auch sagen, daß Liebe Masturbation zu zweit ist.

Michel Houellebecq: Ich glaube nicht an Sex ohne Liebe. Es gibt immer mehr oder weniger unangenehme Komponenten beim Sex. Ein Geschlechtsorgan kann Abscheu und Attraktion hervorrufen. Wenn keine Gefühle der Sympathie da sind, dann passiert gar nichts. Sexualität und Liebe weisen viele Unterschiede auf, aber doch auch einen gemeinsamen Punkt: die Bereitschaft der Annäherung an den anderen. Diese Bereitschaft zur Annäherung scheint mir in all ihren Formen bedroht. Ob sexuell, erotisch, eine Mischung aus beidem, Liebe und Sex – egal. Das nur als pessimistische Bemerkung.

Die Grenzen des Humanen

Peter Weibel: Die Frage ist, warum das bloße Freilegen der Konstruktionselemente des Humanen bereits zum Vorwurf des Anti-Humanen führt?

Alain Finkielkraut: Ich glaube, daß wir der heutigen Molekularbiologie und Humangenetik genauso gegenüberstehen wie anderen Wissenschaften. Wir wissen, daß wir die Frage nach den Grenzen werden stellen müssen.

Irgendwann sind wir an dem Punkt, wo wir uns entscheiden müssen, ob wir Grenzen bestimmen oder darauf verzichten wollen. Dann kommt es darauf an, ob unsere Entschlossenheit Folgen hat oder nicht. Das ist eine Verpflichtung, der wir nicht ausweichen können. Wir mögen sie nicht, sie kommt uns sogar komisch vor, weil wir unsere Wurzeln doch noch im Zeitalter der Aufklärung haben und Geschichte als Fortschritt begreifen. Wir stehen jetzt aber vor der Frage nach den Grenzen und damit vor einem Problem, das die antike Philosophie sehr wohl kannte: das Problem der Maßlosigkeit, der Hybris. Wir können aber nicht zurück zu den Griechen, auch wenn man natürlich immer in den Dialog mit ihnen eintreten kann. Wir können jedoch nicht mehr das applizieren, was sie als Refugium gehabt haben. Warum nicht? Weil wir kein abgesichertes Natur-Konzept haben. Das ist etwas, worauf ich immer wieder stoße und worüber ich stolpere: Es gibt zwar eine ganze philosophische Schule, die nicht unerheblich ist und ihre Größe – wie etwa Levi Strauss – darin findet, daß sie die Rückkehr zu diesem festen Natur-Konzept fordert. Aber wie das geschehen soll, wissen wir nicht.

Was wir wissen, ist, daß Denken und Kunst eine symbiotische Beziehung zur Technik im Sinne des „Gestells“ eingegangen sind. Aber es gibt noch eine andere Begegnung, die mir heute, wenn ich so sagen darf, absolut symptomatisch erscheint. Es ist interessant, wie die Verschiebung von Historizismus und verallgemeinerter Verkünstlichung zustande kam. Denn das Denken ist doch durch die Begegnung mit dem kulturell Anderen, einer kulturellen Andersartigkeit von der Natur disloziert worden. Für das westliche Denken war das eine ganz heilsame Übung in Bescheidenheit. Man sagte: „Bitte schön, wir haben eine Super-Technik, die uns die Möglichkeit bietet, die Erde zu beherrschen, aber vielleicht gibt es noch andere Möglichkeiten, auf die großen Probleme der Menschheit eine Antwort zu geben; vielleicht nicht nur durch die elitäre Vernunft, sondern auch durch das Symbolische. Und laßt uns doch versuchen, auch andere Arten des Seins zu ihrem Recht zu verhelfen." Das war eine Art Verzicht auf eine gewisse Arroganz der Technik. Jetzt befinden wir uns dagegen in einer Konfiguration, die Anlaß zum Pessimismus gibt. Ich verstehe den Pessimismus von Michel Houellebecq sehr wohl. Denn was sagt man heute, wo sich die Möglichkeit abzeichnet, durch das Klonen genetisch gleiche Kinder, Zwillinge des Erzeugers zu erschaffen? Man hört als Antwort: „Warum denn nicht? Wir müssen das Abenteuer der Menschheit weiterspinnen. Die Familie, zu der wir gehören, hat doch auch viele Fehler und ist auch historisch bedingt. Alles, was historisch bedingt ist, muß doch irgendwann sterben; und da alles, was geboren wird, sterben muß, muß man sich doch fragen, warum wir uns so verkniffen an die vertraute Form des Menschseins klammern? Weil wir einen kleinbürgerlichen Schiß in uns haben? Gehen wir doch aufs Schiff, segeln wir hinaus und begrüßen neue Formen von Menschheit, die sich durch eine neue Fähigkeit zur Metamorphose definiert.“ Hierin, in der Vorstellung von der Multiplizität kultureller Formen, findet die Technik ihr schönstes und bestes Argument. Denn mit genau diesem Argument wollten wir doch die Technik von ihrem Sockel stoßen und für das Andere plädieren. Jetzt usurpiert die Technik diesen Gedanken und sagt: „Was ich mache ist gut, weil ihr überhaupt nicht die philosophischen Mittel habt, das zu bestreiten. Die Menschheit ist Metamorphose, nicht Natur. Also kritisiert doch nicht, denn wenn ihr kritisiert, dann ist das eine Attitüde, die darauf hinausläuft, historisches Verhalten zu naturalisieren, etwas Besonderes zum Allgemeinen zu erklären. Das dürft ihr nicht, seid etwas verfügbarer, offener, aufgeschlossener und gastfreundlicher für andere Formen.“ Die zukünftige Technik monopolisiert dann alle Formen der Andersartigkeit mit dem einfachen Argument, daß die Menschheit sich in einem Prozeß befindet, der einmal begonnen hat. Dazu möchte man sagen: „Wenn das eine Autobahn ist, auf der wir uns befinden, dann wollen wir auch ein paar Ausfahrten haben.“ Die Antwort lautet: „Die gibt es nicht auf dieser Autobahn. Und wenn ihr den Weg verlassen wollt, der sich da vor euch auftut, weil ihr kein Konzept mehr habt – Pech gehabt: Ihr habt auch kein Konzept mehr, diesen Mechanismus zu stoppen.“

Vielleicht ist das unser philosophisches Dilemma, daß wir Waisenkinder eines toten Naturbegriffs sind.

Der kategorische Imperativ

Michel Houellebecq: Wenn ich einen Rat geben sollte, wie wir Grenzen ziehen könnten, dann würde ich sagen: Keinerlei Vertrauen für dieses Konzept von Humanität oder Menschlichkeit oder Menschheit. Ich bevorzuge das Konzept einer universellen Moral, die im letzten Jahrhundert viel weniger Erschütterungen erlitten hat. Wie Sloterdijk sagt, hat die Menschheit doch eigentlich ganz schön gelitten, sie ist ganz schön verbogen und gebeutelt worden. Als die westlichen Forscher die Primaten entdeckten, ging es den Schimpansen nicht sehr gut. Ich habe neulich eine Vorführung gesehen, wo Schweine die Grundregeln der Arithmetik ganz gut gelernt hatten. Da war kein Mogeln möglich. Computer können das selbstverständlich auch. Nehmen Sie die Expertensysteme und intelligenten Roboter, die sich selbst verbessern, überall sieht man, daß dieses Konzept des Humanen ausgehöhlt und unterminiert wird. Moral ist da ein viel solideres Konzept. Solange es physisch unterschiedliche Menschen gibt und jeder Teile des Raumes besetzt, gibt es Platz für eine im wesentlichen unveränderliche Moral. Das halte ich für den etwas sichereren Weg, um Grenzen zu ziehen für das, was man tun kann und was man lassen muß. Das ist so mein Eindruck.

Waisenkindergesellschaft

Peter Sloterdijk: Ich habe die schöne Formulierung von Alain Finkielkraut noch im Ohr, mit der er die gegenwärtige Menschheit als Waisenkinder der Natur beschrieben hat. Man kann mit demselben Recht sagen, daß die gegenwärtigen Menschen die Waisenkinder eines Gottes sind, den sie selber umgebracht haben. Und der Gehalt dieser Metapher des Mordes und der Verwaisung liegt darin, daß wir die normativen Gehalte, die an die alten Begriffe des Seins, der Natur und Gottes gebunden waren, aus diesen Begriffen haben entweichen sehen.

Das ist nicht etwa eine Folge der Frivolität gewesen, sondern das unvermeidliche Ergebnis des Zu-Ende-Denkens der Begriffe selbst. Wer in den Begriff der Natur, so wie die Griechen ihn verstanden haben, als Physis, tief genug eindringt, der kommt an einem bestimmten Punkt der Analyse nicht umhin zu entdecken, daß der Begriff der Natur in sich selber so gebaut war, daß er das Paradoxon, daß er selber ausdrückte, verschleiern sollte. Denn unter dem Begriff der Natur verstehen wir gute und geglückte Natur. Die ganze griechische Kosmologie beruht auf einem solchen physikalischen

Optimismus. Der Physis-Begriff enthält bereits die Anweisung: Denke den Begriff der Natur jeweils so, daß du von den Fällen optimalen Gelingens ausgehend das Ganze konstruierst. Da fragt man sich, was ist mit den anderen Fällen? – Das sind dann eben die weniger gelungenen. Der Naturbegriff hat immerhin die Tugend gehabt, erst als griechische Physis, dann als lateinische Natura, dieses Paradoxon zu binden. Und es ist eine unvermeidliche Folge der Aufklärung des 19. und 20. Jahrhunderts gewesen, daß die Sprengkräfte, die in diesem Paradoxon gebunden waren, freigesetzt worden sind, so daß die normative Kraft aus dem Begriff selber entweichen mußte. Das ist, wenn man so will, eine analytische Tragödie. Man könnte es geradezu vergleichen mit einem ödipalen Prozess, den die Menschheit gegen sich selber führt und in dem sie ihre eigenen idealistischen Mystifikationen durchdringt bis auf den Grund, auf dem sie ihren eigenen Ausgangspunkt in einem Unbehagen an einer überaus ambivalenten Natur wiederentdeckt. Und in dem Augenblick, wo diese Wiederentdeckung geschieht, kann es nicht ausbleiben, daß Optimierungsprogramme auftreten mit einer bekennenden Einseitigkeit in Richtung des besseren Gelingens hin. Solange die Moderne andauert, werden Menschen sich nicht von dieser großen Chance abbringen lassen, einen Optimierungsprozess für die menschliche Kultur, der nach oben hin offen ist, in Gang zu halten. Wir haben keine Möglichkeiten, aus unserer eigenen Kultur heraus neomonotheistische Stoppregeln zu produzieren, die einen applausfähigen Verbesserungsprozess aufhalten. Das halte ich weder für möglich, noch für wünschenswert.

Das Hauptproblem liegt ja eigentlich darin, daß wir fragen: Warum soll der Fortschritt nicht weiter gehen? – Die Antwort wird natürlich geliefert aus dem Fundus der historisch gewachsenen schlechten Erfahrungen der Menschen mit sich selbst. Sie wissen inzwischen, nach zweitausend Jahren Selbstbeobachtung, daß auf sie selber kein Verlass ist; sie wissen, daß sie egoistisch und niederträchtig sind; sie wissen, daß sie angesichts ihrer moralischen Beschaffenheit eigentlich keine größeren und gefährlicheren Spielzeuge in die Hände bekommen sollen; sie wissen, daß sie mit ihrem moralischen Infantilismus so weit gehen, jede Form von Technologie zu pervertieren, und der Stolperstein, über den kein künftiges Bewußtsein hinweggehen kann, ist die Tatsache, daß amerikanische Strategen – unter welchen Vorwänden auch immer – es in der Tat vollzogen haben, daß sie die Höchstvollendung menschlicher Technologie in der Gestalt der Atombombe als Waffe unmittelbar gegen Menschen eingesetzt haben. Das ist ein paranoigener Schock, durch den die Menschheit sich vor sich selbst bloßgestellt hat als eine Gattung, auf die kein Verlaß ist. Und deswegen wissen wir, daß wir immer, bis auf weiteres, im Recht sind, wenn wir uns vor den Oppenheimers und den Trumans der

Gentechnik fürchten, vielleicht sogar vor den Einsteins der Gentechnik. Und wenn Einstein einen Brief an den amerikanischen Präsidenten schreiben konnte, der ihn zur Entwicklung, möglicherweise auch zum Einsatz der Atombombe rät – unter welchen Verblendungen werden auch künftige Ingenieure so handeln können? Wir stehen vor der Wand dieser historisch gewachsenen, objektiven paranoigenen Motive. Paranoia beschreibt die Realität eigentlich am besten. Und der zukünftige technologische Prozess hat seine Tiefenspannung an der Stelle, wo wir fragen, ob jetzt nicht ein Prozess beginnen muß, in dem die Menschheit durch ihren eigenen, in einem Jahrtausende währenden Ermittlungverfahren gegen sich selbst erhärteten Verdacht dahin kommen müßte, allmählich eine Art Umkehr-Lernprozess zu induzieren, in dem sich herausstellt, daß wir, angesichts dessen, was wir können, zum Vertrauen verdammt sind, genauso wie wir angesichts dessen, was wir wissen, zum Mißtrauen verdammt sind.

Das ist eine moralische Schere, die sich andernfalls vor uns nicht öffnen, sondern schließen wird. Ich glaube, daß wir im Augenblick im Schnitt dieser Schere sind und uns angesichts der Ernsthaftigkeit der Probleme die hoch hysterisierten, historisch motivierten Diskussionsformen eigentlich gar nicht leisten können.

Publikum: Sie haben einen Zusammenhang angedeutet zwischen der Technik des Schreibstifts und einer positiven Lesart der Gentechnik.

Peter Sloterdijk: Die Techniken, die ich mit dem Begriff Alotechnik umschreibe, haben ihrer Elementarqualität nach den Charakter von Messern beziehungsweise von Zwangsmitteln, die in der Verlängerung des paläolitischen Steingebrauches liegen. Der Stein ist zugleich Schlagmittel und erstes Trennmittel. Er ist Hammer und er ist Messer. Daraus entwickelt sich eine ganze Welt harter Technologien, die dazu verwendet werden, die Humanosphäre – wie man sagen könnte – überhaupt erst aufzubauen. Die Menschen leben ja in einer durch harte Werkzeuge gesicherten Luftblase, sie leben in einem Brutkasten, den sie sich selber mit Hilfe harter Mittel geschaffen haben. Wir sind allesamt Produkte einer ungeheuren Verwöhnungsgeschichte, die uns eine Art Desertion aus der alten Natur möglich gemacht hat. Wir haben in der Diskussion oft gehört, daß es in den Menschen ein großes kontra-naturales Potential gibt. Es ist höchste Zeit, mit den Mitteln der historischen und philosophischen Anthropologie zu klären, warum wir kontranaturale Potentiale besitzen, und ich glaube, daß eine Erzählung über die Geschichte der harten Mittel geeignet ist, diese Sezession des Menschen aus der alten Natur kultur- und naturgeschichtlich zugleich angemessen zu beschreiben.

Der Schreibstift ist nun in meinen Augen ein Instrument, mit dem eine Art Alternativtechnologie eröffnet wird. Ein Instrument, mit dem sanfte Technologien – ich würde sie Klimatechnologien nennen – innerhalb von Kulturen auftauchen. Innerhalb des Treibhauses werden mit Hilfe von Worten und der Schrift zwischenmenschliche Klimata hergestellt. Jeder Mensch ist ein Klimabildner und sozusagen für das soziale Wetter verantwortlich. Und in dieser Eigenschaft als Klimamacher beschreibe ich den Menschen, der die Feder hält, als jemanden, der Klimatechniker ist und sozusagen mit der Animation des Menschenbrutkastens unmittelbar befasst ist. Und Sie wissen vielleicht, daß Heidegger in seiner konkreten Lebenspraxis ein großer Schriftpraktiker, ein Schriftmystiker gewesen ist, der Zehntausende, Hundertausende von Seiten mit einer wunderbaren kleinen Schrift bedeckt hat. Man verdächtigt ihn sogar, daß er nur in dem Maße hat schreiben und denken können, wie die Handbewegung ihn dabei unterstützt hat.

Ohne Mathematik leben?

Publikum: Eine Frage ist zu kurz gekommen: Wie wird die technologische Entwicklung von Robotern und Künstlicher Intelligenz das neue Menschenbild beeinflussen, wie sieht es da mit der Konstruktion des Humanen aus?

Michel Houellebecq: Man könnte mit Isaac Asimov von Robotern sprechen, von

Populationen künstlicher Wesen bei unveränderter Moral. Aus moralischer Sicht ist nichts hinzuzufügen, aus intellektueller Sicht kann es aber sein, daß das Dilemma unserer Zeit sich dadurch ergibt, daß Wissenschaft für viele gar nicht verständlich ist. Was ist an der Wissenschaft unverständlich? In der Regel der mathematische Teil. Mathematik ist bei breitesten Teilen der Bevölkerung ein totaler Flop! Und selbst mit jeder Menge Nachhilfestunden habe ich immer wieder festgestellt, daß ich das nicht packe. Ein Teil der Bevölkerung schafft es einfach nicht, Mathematik zu verstehen. Es kann schon sein, daß man durch die Zusammenarbeit mit Maschinen die Situation verbessern kann.

Das mag als unbedeutendes Detail erscheinen: Man versteht die Mathematik nicht, also versteht man auch die Wissenschaft nicht – aber de facto versteht man eigentlich von der Welt überhaupt nichts und hat keine, nicht einmal eine metaphorische Möglichkeit zu verstehen, was die Wissenschaftler uns von der Welt erzählen. Und ich finde das schon sehr störend.

Alain Finkielkraut: Wenn ich die Frage aus dem Publikum richtig verstanden habe, dann muß ich auf meine Weigerung zurückkommen, den Begriff der Konstruktion des Humanen so zu akzeptieren, als wäre der Mensch nicht immer schon da. Das Fortschrittsdenken dekliniert ihn aber, als sei der Mensch noch nicht da. Er ist aber immer schon da, das halte ich für wichtig.

Ich weiß nicht, ob ich in der Übersetzung richtig verstanden habe, was Peter Sloterdijk sagte: daß man genügend Vertrauen in unser Wissen haben und akzeptieren muß, daß der Mensch schon da ist, daß er hinter uns und vor uns ist und daß wir genügend Mißtrauen gegenüber unseren Fähigkeiten haben müssen, um eine Konstruktion des Humanen ins Auge fassen zu können und dem Menschen zu sagen, er sei noch nicht da. Möglicherweise setzt man sich einem unglaublichen Illusionsverlust aus.

Und um auf Michel Houellebecq einzugehen: Es ist natürlich schon sehr beunruhigend, daß wissenschaftliches, insbesondere mathematisches Denken auch in seiner schönen, ästhetischen Dimension so schwierig zu vermitteln sein soll. Es ist beunruhigend, daß ein großer Teil der Bevölkerung undurchdringlich für dieses Denken bleibt, obwohl es unsere Welt in Zukunft immer mehr gestalten dürfte. Aber sie sagten ja gerade selber, daß wissenschaftliches Denken uns viel zu sagen hat über unser Alltagsleben, ändert nichts daran, daß es keine Konsequenzen definitiver Art für uns im Alltag hat. Es ist wichtig, deutlich zu machen, daß es dabei bleibt. Es gibt eine Wahrheit, die nicht die wissenschaftliche Wahrheit ist. Und es wäre ein schwerer Fehler, anzunehmen, daß die Wirklichkeit, die wissenschaftlich nicht beschreibbar ist, Illusion wäre. Husserl hätte gesagt: Es ist illusorisch, für wahr zu halten, was Methode ist, und es ist gefährlich, Wissenschaft und Leben ausschließlich solchen Methoden zu unterwerfen. Ich glaube, man kann diese Zerrissenheit, dieses Schisma akzeptieren, und zwar in dem Maße, in dem es eine Wahrheit der Lebenswelt gibt, zu der die Wissenschaft keinen Zugang hat.

Zweites Gespräch

Mit Carl Hegemann, Thomas Schulte-Herbrueggen, Thomas P. Weber und Peter Weibel; Michel Houellebecq fehlte

Carl Hegemann: Es gibt ja so etwas wie eine Dialektik der Depression; wenn man sich ganz viel mit der Depression beschäftigt, dann schlägt sie manchmal ins Gegenteil um, nämlich in Lustigkeit und Unbeschwertheit. Aber jetzt hat sie uns doch wieder kräftig erwischt. Heute morgen war noch alles prima. Um neun Uhr rief Michel Houellebecqs Frau an, sie seien schon auf dem Weg und ihr Mann freue sich auf die Veranstaltung. Der nächste Anruf kam dann um 17 Uhr von irgendwo zwischen Nürnberg und Bayreuth und klang ziemlich frustriert. Es war nicht zu klären, wo genau sie sich gerade befinden und ob ihr Toyota Corolla überhaupt noch fahrfähig ist. Wir haben kurz überlegt, einen Hubschrauber zu chartern, weil aber Houellebecq kein Handy mehr besitzt, brach die Kommunikation ab; der Hubschrauber hätte also im Dunkeln herumirren und irgendwo einen Toyota Corolla suchen müssen... Ich freue mich aber, daß trotzdem so viele Leute da sind, die offenbar wegen des Themas gekommen sind, was nicht selbstverständlich ist. Die Herren, die hier auf der Bühne sitzen, interessieren sich auch für das Thema und anders als ich sind sie ausgewiesene Fachleute. Leider sind sie alle männlichen Geschlechts.

Eigentlich hatten wir vor, Houellebecq bei dieser Diskussion ausschließlich mit Frauen zu konfrontieren. Dann hätte man die zentralen Desiderate Houellebecqs, „Die Welt von morgen ist weiblich“ und „Die Veränderung kommt nicht aus dem Geist, sondern aus den Genen“, an einem Abend abhandeln können. Leider hatte von den Frauen, die wir gefragt haben, heute nicht eine Zeit, so daß wir das verschieben müssen... Vielleicht kriegen wir trotzdem einen schönen Streit zustande, vielleicht nach dem Motto: Das Niveau ist hoch und keiner ist drauf.

Die Erotik der Erkenntnis

Thomas Schulte-Herbrueggen: Die Problematik der Gentechnik möchte ich zunächst an Houellebecqs Buch „Elementarteilchen“ entwickeln, in dem das Stiefbruderpaar Michel und Bruno zentrale Figuren sind. Ein Kernpunkt dort ist die Lust, die bei beiden völlig unterschiedlich entwickelt ist. Beim Wissenschaftler Michel ist es eine Art Faszination. Das findet man bei uns Wissenschaftlern sehr oft, daß wir durch diese Faszination geradezu inflationiert sind – wie es bei C. G. Jung heißen würde – und deshalb die Risiken schlecht sehen. Daher die Fragen bei der Risikobeurteilung: Ist es vernünftig, eine professionelle Risikodebatte nur den Wissenschaftlern zu überlassen? Welche Leute müssen hinzukommen, um die Profis in einen verantwortlichen

Rahmen einzubetten, so daß eine Diskussion von der Wichtigkeit wie die Gendiskussion gut geführt werden kann?

Doch zurück zu Michel und Bruno. Michel ist der wissenschaftliche Eigenbrötler, der Physiker, der erst im letzten Augenblick seines Lebens zum Molekularbiologen wird und dann ein Rätsel des Lebens löst. Sein älterer Stiefbruder Bruno ist ein hedonistischer Lebemann, der ein saftiges Leben führt – ich bin mal gespannt, wie das hier auf die Bühne gebracht werden soll. Bei Michel geht es am Schluß darum, das Rätsel des Lebens zu lösen im Sinne einer Fortpflanzung ohne Sex. Bruno verfolgt das genaue Gegenteil: sexuelle Genüsse ohne Fortpflanzung. Ich glaube jedoch, es gibt zwischen den Stiefbrüdern eine Verwandtschaft, die darin besteht, daß es eine Brücke zwischen der Erkenntnis auf der einen Seite und dem Eros auf der anderen Seite gibt. Denn bei beiden handelt es sich nur um unterschiedliche Formen von Lust. Das mag am Anfang überraschend klingen, da wir hier aber über ein Thema aus dem Buch Genesis sprechen – „Lasset uns Menschen machen" –, ist der Rekurs auf die Genesis vielleicht angebracht. Schon bei der Szene im Paradies ist es doch so: Man ißt vom Baum der Erkenntnis, und dann heißt es: „Und da erkannten sie, daß sie nackt waren." Dieses Erkennen und der Eros sind ein polares Paar, aus dem heraus man viele der antiken griechischen Wissenschaften verstehen kann und das zum Beispiel im Begriff des pädagogischen Eros zusammengefaßt ist. Es wird noch deutlicher in der Verkündigungsszene im neuen Testament, wo der Engel zu Maria tritt und es in der Lutherübersetzung dann heißt: „Wie soll das geschehen, da ich keinen Mann erkenne?" Platt gesagt, ist das der erste Archetyp einer Fortpflanzung ohne Sex. Ähnlich und weitergehend formuliert es Michel Serres in seinem Buch „Der Naturvertrag" in einem Passus, der der Lust und der Erkenntnis noch eine weitere Ausprägung des Eros entgegenstellt, nämlich die Macht: „Und wenn diese drei Personen der Urszene: Lust, Erkenntnis, Macht, einfach nur die drei Libidines verkörperten. Gott die Macht, der Mann die Wissenschaft und die Frau die Lust. Letztere auszugrenzen und damit die ersten beiden nach Belieben bekämpfen zu können, so wie sich die Böcke stellen, als begehrten sie dieselbe Ziege, um doch nur ihre wahre Leidenschaft besser befriedigen zu können, das ist die finstere, monotone Herrschsucht." Und weiter in Anspielung auf die Szene im Paradies heißt es: „Iß nicht von dieser Frucht da, die aus der dem Baum entsprossenen Erkenntnis hervorgegangen ist." Der Herr und Gesetzgeber diktiert also das sinnliche Verhalten dessen, der wissen will. Der Versucher, der sich über die exquisiten Wonnen der Geschmacksnerven hinwegsetzt, der die Ekstase der Erkenntnis hinter sich läßt, drängt den Menschen unverzüglich zur Herrschaft: Du wirst sein wie Gott. Das ist genau der Punkt: Diese Faszination, diese Erotik der Erkenntnis führt zu einer Inflation, einer Selbstüberschätzung und mündet nicht selten in Hybris. Woher kommt das? In diesem Punkt begegnen sich Wissenschaft und Kunst, weil in dieser Inflation – wieder mit C. G. Jung gesagt – Archetypen, Mythen am Werke sind. Nehmen Sie beispielsweise die Gentechnik und das Streben nach Unsterblichkeit. Das ist eine neue Form von Denken, deren Archetypen wir in der Alchimie ausgeprägt finden, den „Stein der Weisen" etwa. Diese Mythen leiten und faszinieren die Wissenschaftler im Unterbewußtsein. Wir haben dort, wie sich der theoretische Chemiker Hans Primas ausdrückt, ein geradezu notwendiges Dilemma: Wir brauchen die Faszination, die den Wissenschaftler zu kreativer Tätigkeit so inspiriert wie den Künstler, aber gleichzeitig geht von dieser Faszination eine Gefahr aus. Dieses Dilemma müssen wir in den Griff bekommen. Deshalb die Frage: Wie kann die Gesellschaft mit ihren Grundwerten die Grundlagenwissenschaft kontrollieren, insbesondere deren technische und kommerzielle Anwendungen?

Ich möchte im Leben Michels noch einen weiteren Bogen nachzeichnen: Er startet als Quantenphysiker. Michel Houellebecq ist in diesem Feld unglaublich belesen! Sie können mir glauben, daß auf den ersten 310 Seiten dieses 340-seitigen Romans jedes Bild, jedes Zitat sitzt. Erst wenn er in die Zukunft projiziert, beginnt eine sehr niveauvolle Science-Fiction, aber losgelöst von den – wenigstens mir bekannten – Tatsachen. Michel wird dann relativ spät zum Molekularbiologen. Dieser Bogen zwischen der Physik und der Molekularbiologie ist charakteristisch für den Umschlag vom 20. ins 21. Jahrhundert. Es kann kein Zweifel bestehen, daß das 20. Jahrhundert in seiner Naturwissenschaft durch die Quantenphysik geprägt wurde. Der Sündenfall der Quantenmechanik ist eindeutig die Vorbereitung und die Konstruktion der Atombombe. Was wird der Gau des 21. Jahrhunderts sein in der Molekularbiologie? Was kann man lernen aus dem Sündenfall der Physik?

Auch für die Grundlagenwissenschaften, zu denen ich mich zählen würde und die eher zweckfrei operieren, stellt sich die Frage: Wenn die Werkzeuge, die wir entwickeln, hinterher zu immer mehr Zerstörung führen können, muß man dann über ein Tabu der Herstellung dieser Werkzeuge nachdenken? Das ist eine der wichtigsten Fragen, die zu stellen sind. Ich glaube, Kunst wie Wissenschaft haben eine gemeinsame Aufgabe, nämlich die Allgemeinheit aufzuklären. Gerade aufgrund der deutschen Tradition der Nazi-Eugenik haben wir eine ganz besondere Verantwortung. Eine wesentliche Aufgabe im Übergang zum 21. Jahrhundert wird sein, den Wert der Natur an sich wieder neu zu entdecken und daraus auch Normen abzuleiten. Ich glaube nicht, daß es nur die Aufgabe der Philosophie wäre, die Entwicklung der Wissenschaft im Sinne einer Wissenschaftsgeschichte a posteriori zu kommentieren. Wir kommen nicht darum herum, aus dem Wert der Natur an sich Normen abzuleiten und uns bewußt zu entscheiden, was wir von der Gentechnik wollen. Dort ist Aufklärung am Platze und wir können uns unserer Verantwortung nicht entziehen. Sonst bliebe nur als Resümee, um es mit Hildesheimer in Abwandlung der Bibel zu sagen: „Herr, vergib ihnen nicht, denn sie wissen, was sie tun."

Gutes altes Züchten

Thomas P. Weber: „Lasset uns Menschen machen" ist das Motto des Abends. Ich denke, es ist nützlich, sich zuerst einmal auf der empirischen Ebene zu bewegen und einen Blick in das Reich der industriellen Tierproduktion zu werfen. Ende der 80er, Anfang der 90er Jahre wurde zum ersten Mal versucht, mit Transgenen, also mit fremden Genen, die in Organismen eingeführt werden, Schweine und Rinder zu manipulieren, um ihre Produktivität zu erhöhen. Bei Schweinen war zum Beispiel das Einsetzen von Genen für Wachstumshormone ein völliger Fehlschlag. Sie wuchsen nicht mehr, es gab einen ganz positiven Nebeneffekt: Sie hatten weniger Körperfett. Bei Rindern setzte man ein Vogelgen ein, das zu extremem Muskelwachstum führt. Das ging zunächst relativ gut, die Muskeln hypertrophierten, wuchsen also enorm

(Fortsetzung auf Seite 89)

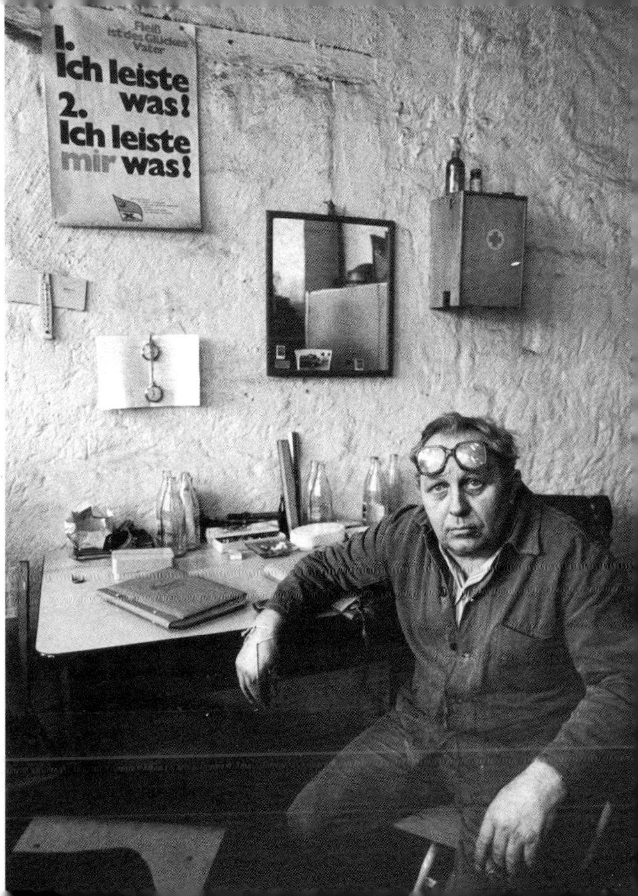
1.
Ich leiste
was!
2.
Ich leiste
mir was!

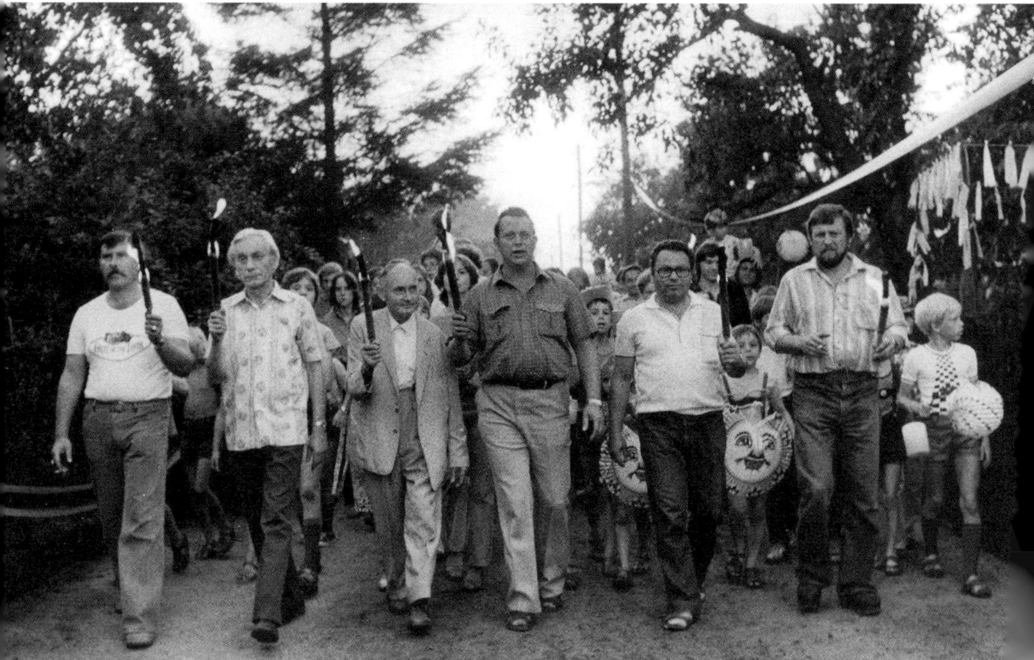

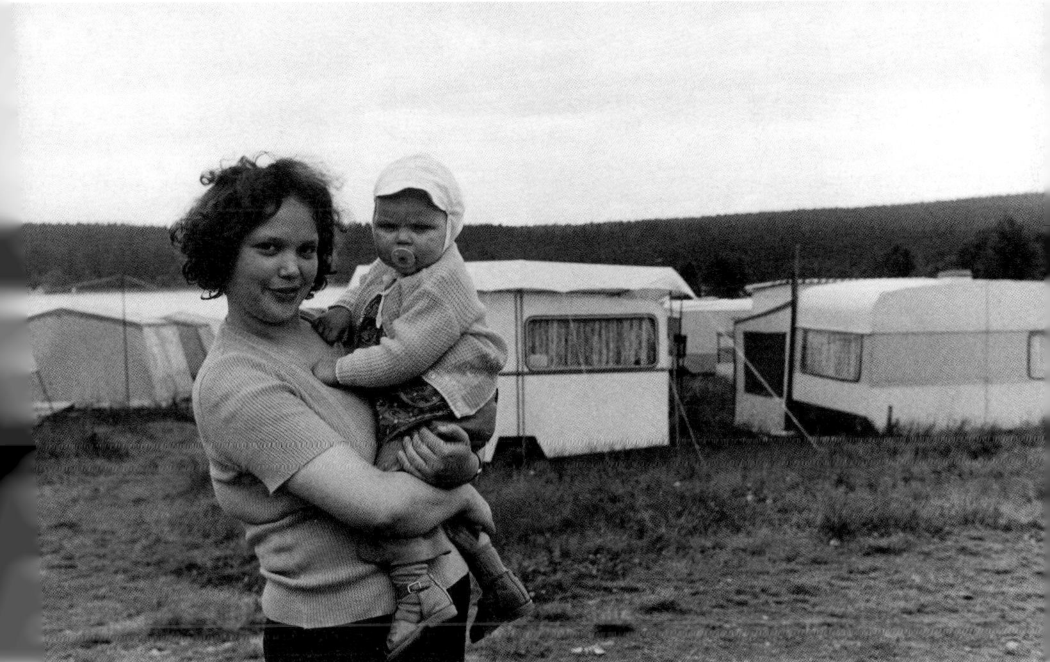

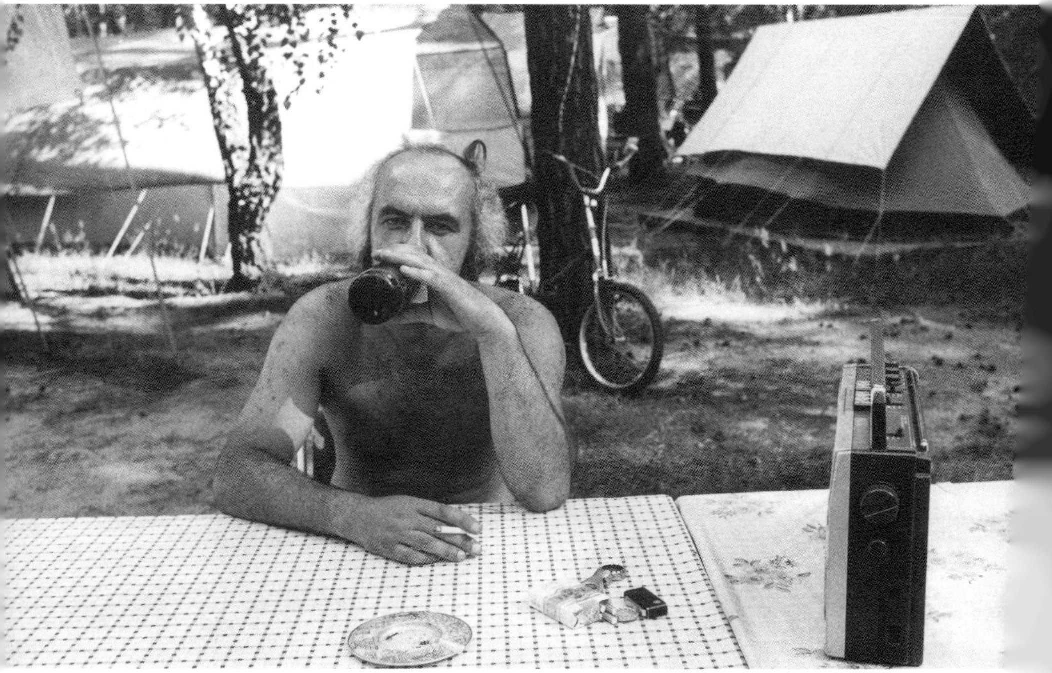

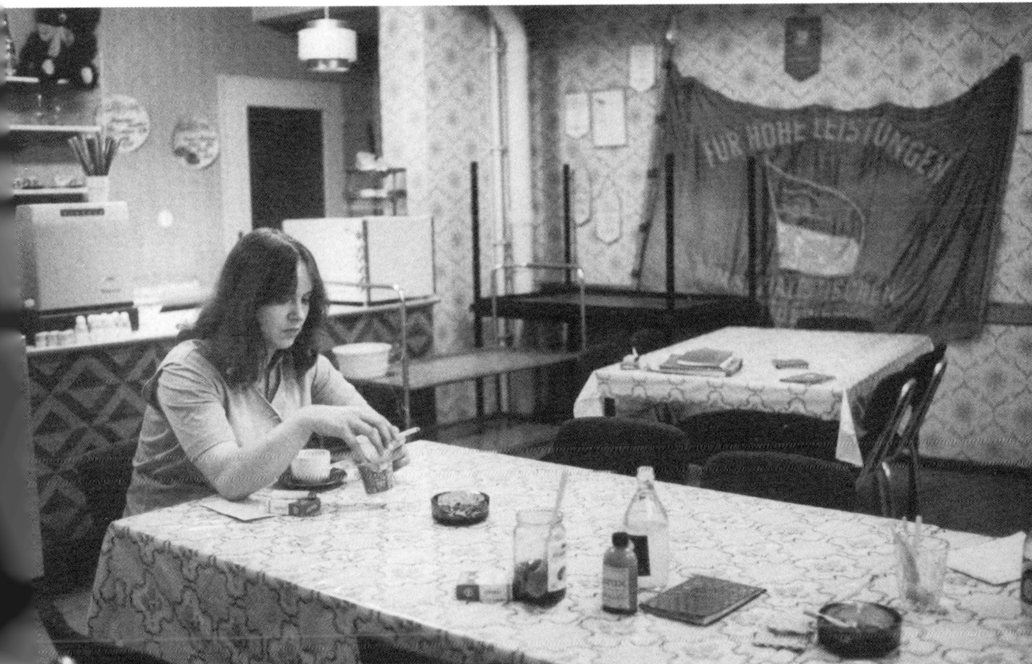
FÜR HOHE LEISTUNGEN

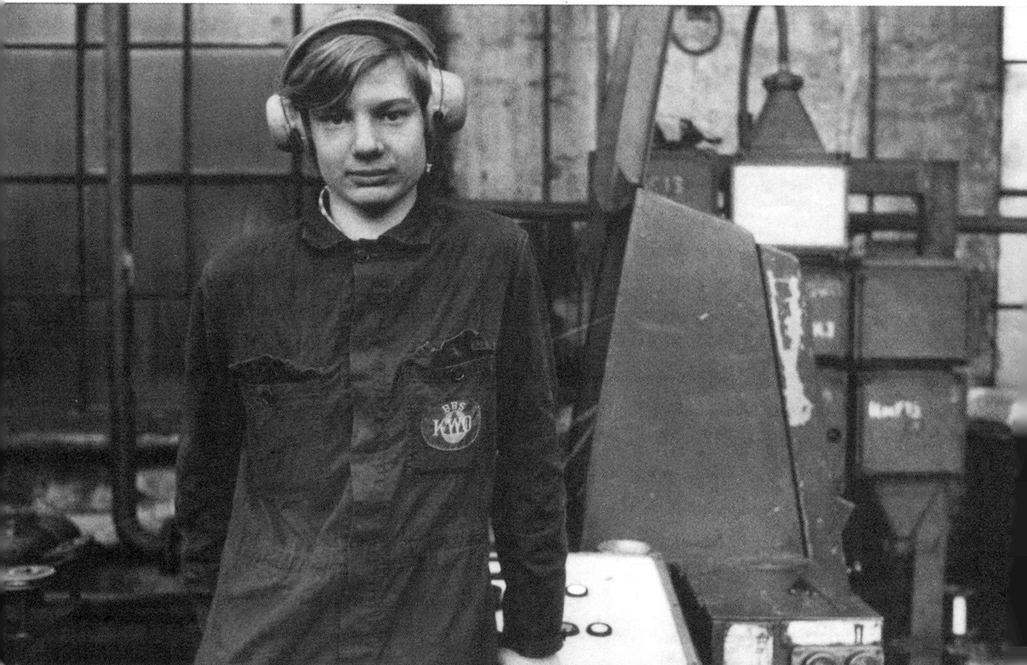
BBS
KWO

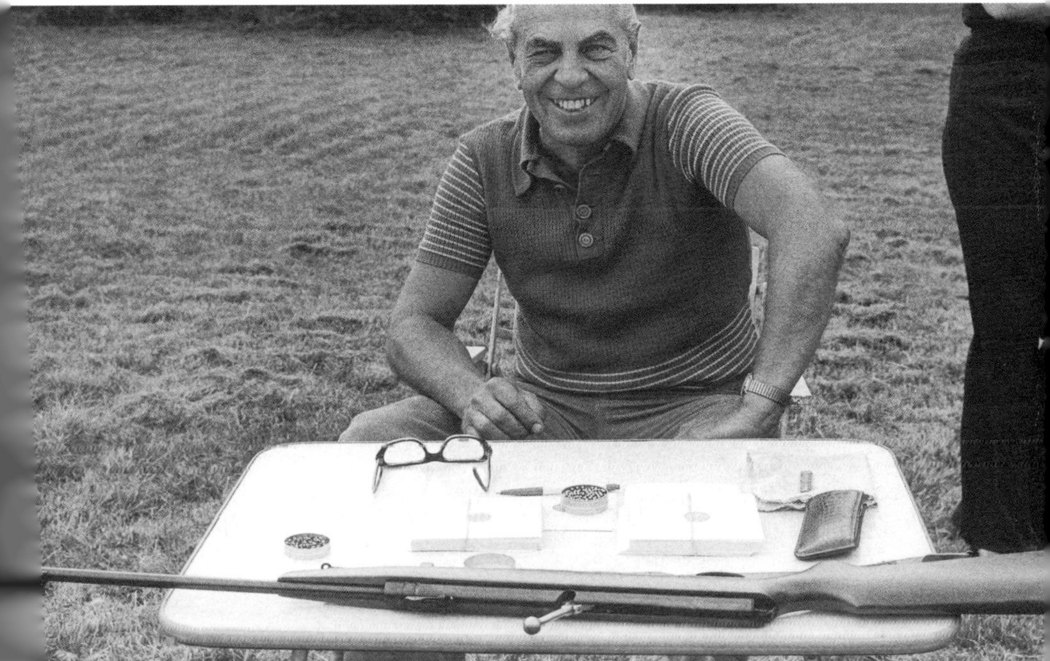

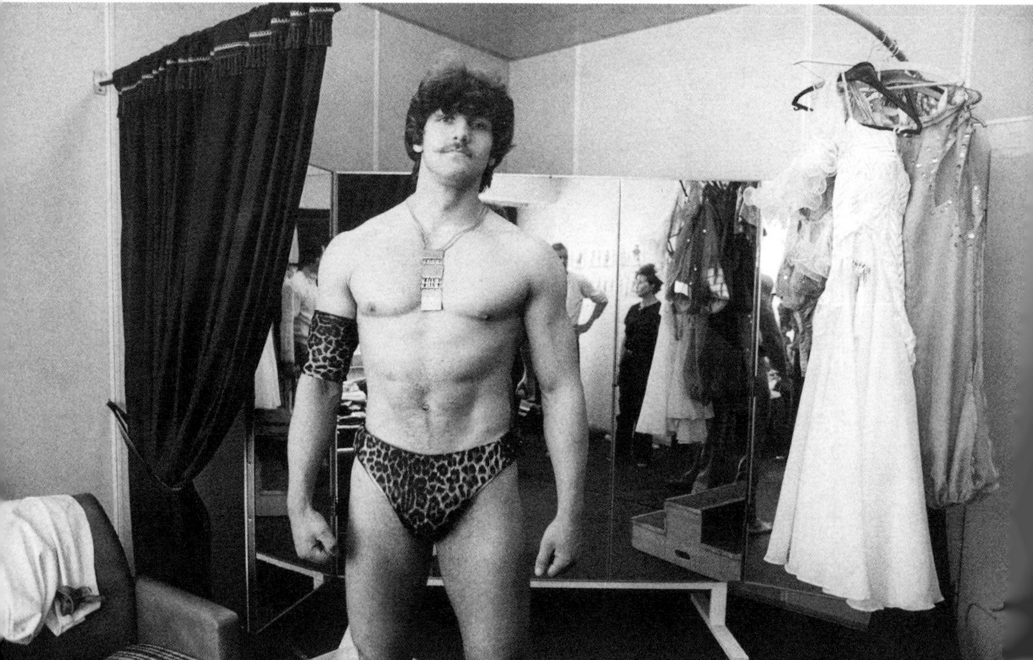

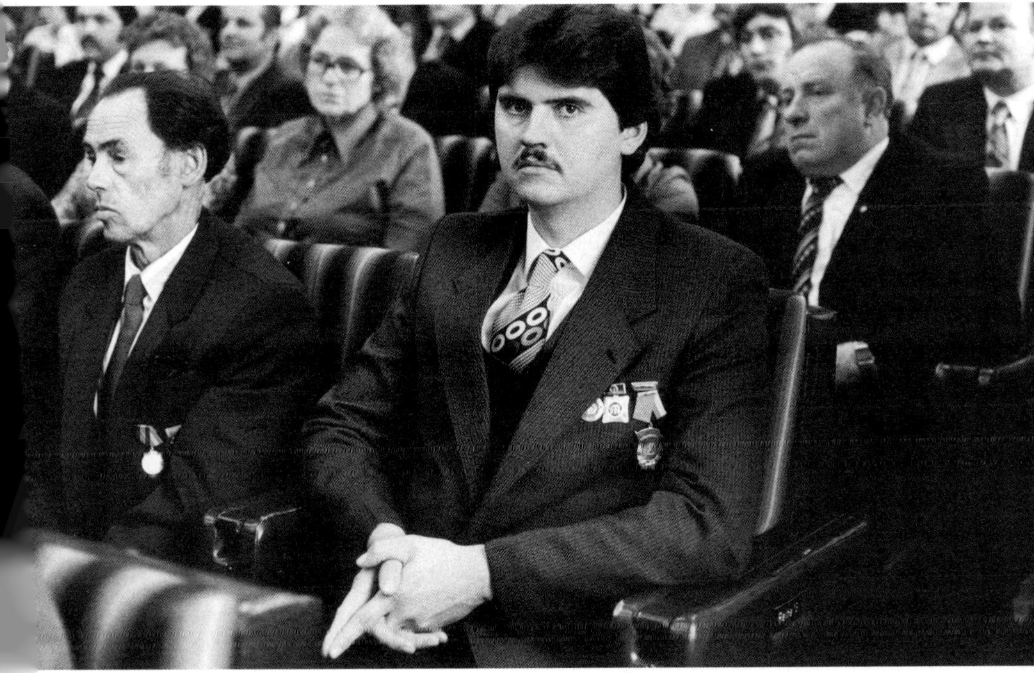

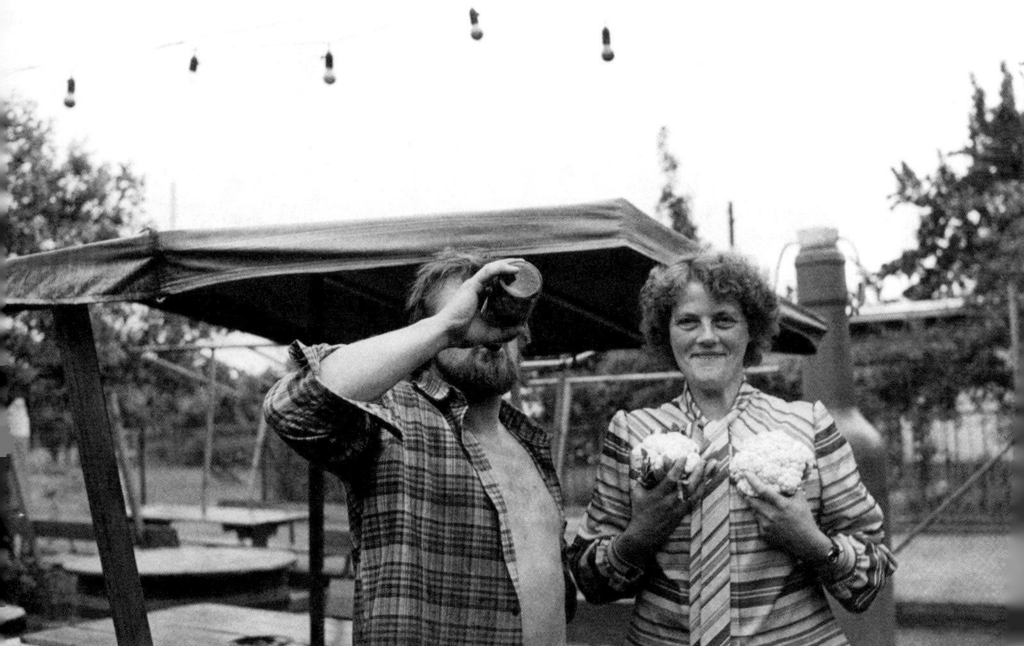

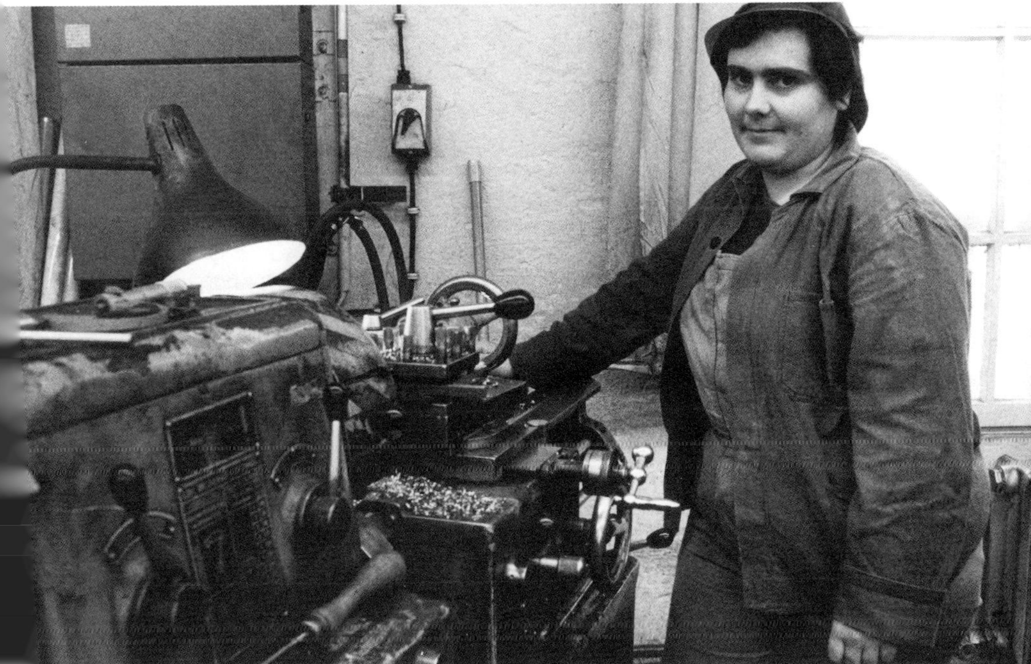

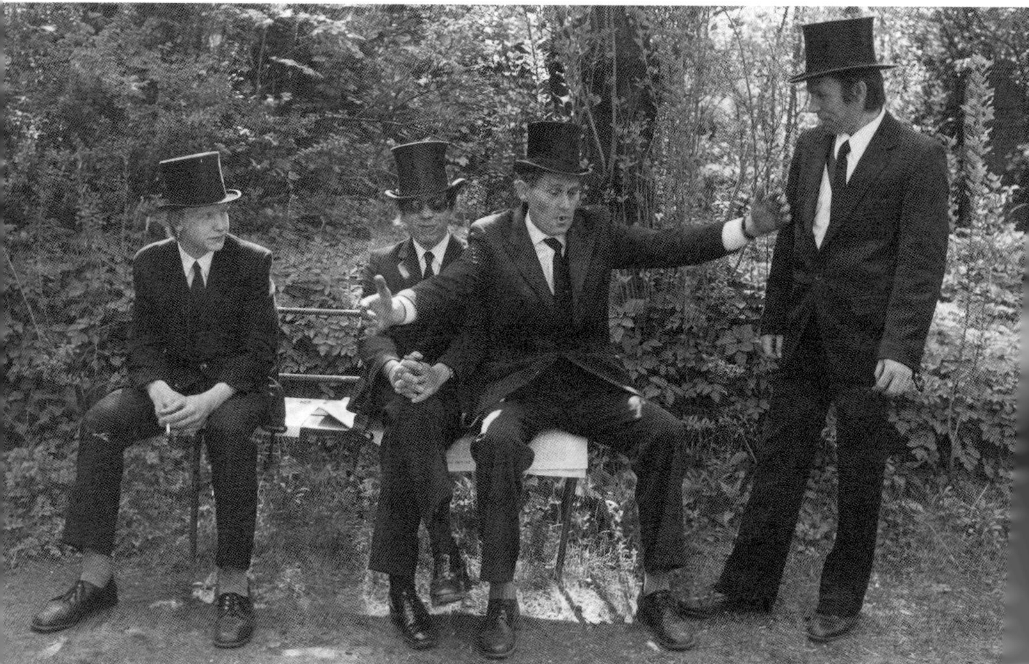

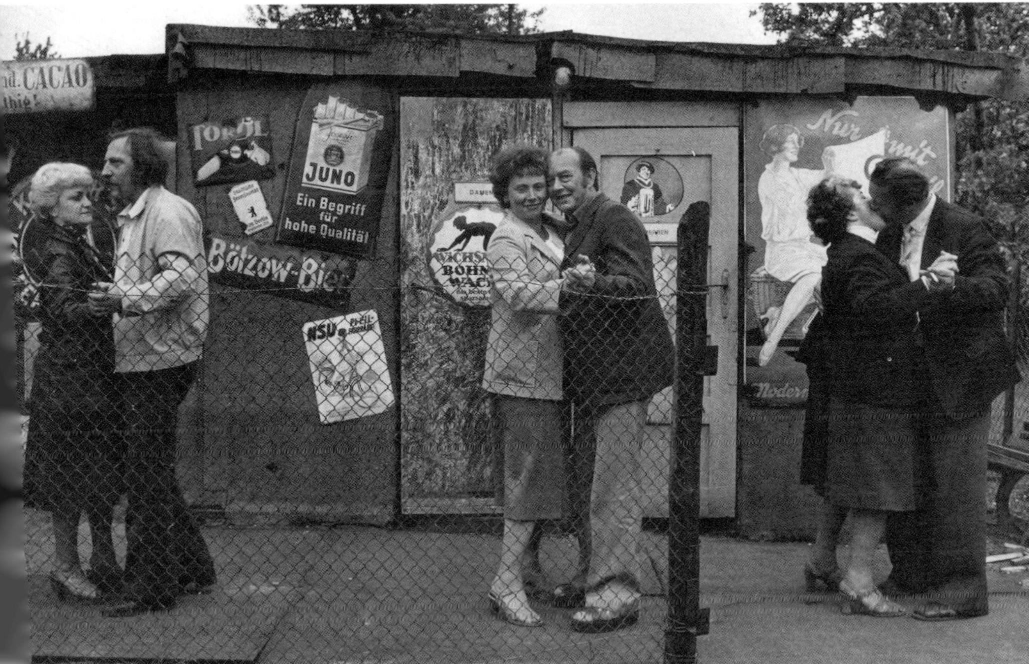
CACAO
JUNO
Ein Begriff
für
hohe Qualität
Bötzow-Bie
DAMEN
NSU

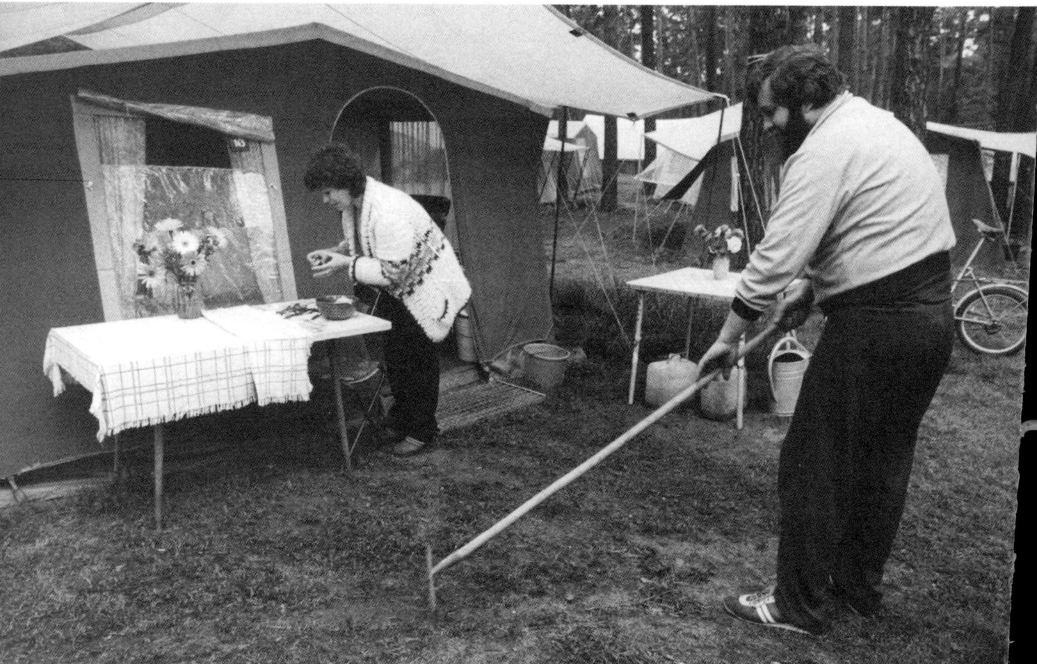

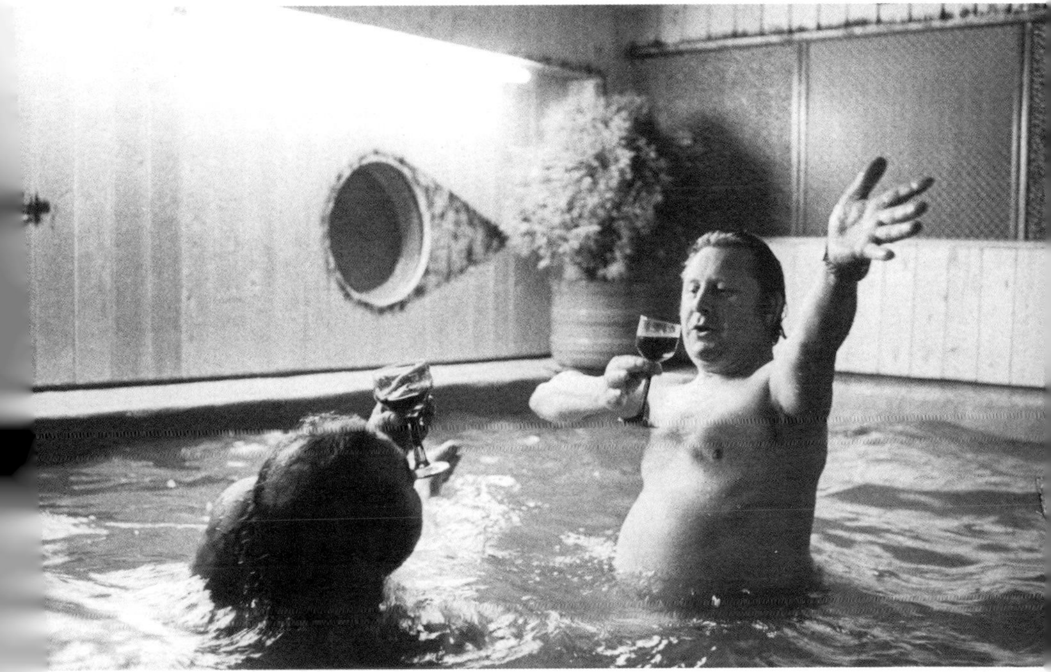

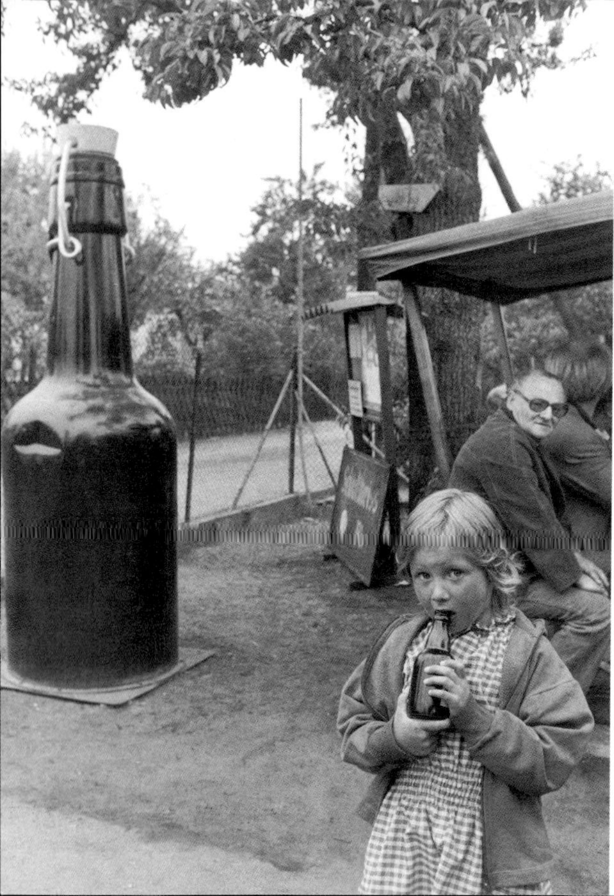

stark, aber danach verschwanden sie immer mehr. Das Tier konnte nicht mehr stehen, es litt unter großen Schmerzen und mußte getötet werden. Man kann das in der Technik ein wenig damit vergleichen, was passiert, wenn man einen 300 PS Motor in einen Kleinwagen einsetzt. Man mag vielleicht toll beschleunigen, man wird einige Probleme haben mit dem Verlust von Teilen, aber das Risiko besteht erst dann, wenn man bremsen möchte, weil die Bremsen natürlich in keinster Weise den Beschleunigungen angepaßt sind. Eine Lehre aus diesen Fehlschlägen ist, daß gutes altes Züchten der Königsweg bleibt. Möchte man ein Rind zu enormem Muskelwachstum manipulieren, muß man dafür sorgen, daß eine Vielzahl von Genen gemeinsam in die gleiche Richtung arbeiten. Das Einsetzen eines einzelnen manipulierten Gens führt nicht dazu, daß die Knochen stärker werden. Dafür müßte man Menschenfarmen einrichten, wie vielleicht die guten alten Eugeniker des frühen 20. Jahrhunderts gehofft hatten. Man muß genau wählen, wer sich mit wem paaren darf, welche Eigenschaften erblich sind. Das erscheint technisch-empirisch die einzige Möglichkeit zu sein, physiologisch-genetisch neue Menschen zu schaffen.

Diese rein technischen, empirischen Fragen sind aber nicht notwendigerweise die relevanten oder die zentralen. Die Genetisierung, Medikalisierung des öffentlichen Diskurses schafft bereits ein neues Menschenbild. Vor allem die durch die Vollendung des Human-Genom-Projekts wieder aufgewärmte

Debatte um die Einflüsse von Natur und Kultur bei der Formung jedes Menschen scheint zur Folge zu haben, daß man den Menschen hauptsächlich als Produkt der Gene sieht, daß Abweichungen als medizinische Probleme betrachtet werden. Dazu führen die ersten Ergebnisse der genetischen Information und zu einer Proliferation pränataler genetischer Tests. Diese Tests setzen auf eine subtile Weise einen Mindeststandard, der erreicht werden muß, um in die Welt der Lebenden aufgenommen zu werden. Das wiederum hat mit Sicherheit Folgen für das Lebensgefühl, für das Selbstbild von Mitmenschen, die jetzt schon meist weit mehr an der Stigmatisierung ihrer körperlichen Behinderung leiden als an den psychischen oder physischen Folgen.

Ich vermute, was Thomas Schulte-Herbrueggen schon angedeutet hat, daß nämlich diese ethische Betrachtung der Gentechnik nicht auf die Fachleute begrenzt bleiben kann. Die Lust, die Erotik der Erkenntnis geht nicht zusammen mit einer sozialverantwortlichen inklusiven Risikoanalyse. Ich hoffe auch nicht, daß wir die Humangenetik nur als Fortsetzung der therapeutischen diagnostischen Methode der Mikrobiologie des 19. Jahrhunderts ansehen werden; vor allem, weil viele Eigenschaften des Menschen – etwa Homosexualität – medikalisiert, problematisiert und stigmatisiert werden, und das mit einer völlig neuen Qualität. Wie wir mit dieser umzugehen haben, dafür gibt es in einer demokratischen Gesellschaft wenige Vorbilder.

Sex ohne Sinn

Peter Weibel: Ich möchte mich von meinen Kollegen in der Frage der Verknüpfung von Eros und Ethik ein wenig absetzen. Wer Eros und Ethik miteinander verknüpft, der sitzt von vornherein in einem sinkenden Boot. Diese Verknüpfung ist auch der dunkelste Punkt in Houellebecqs Roman. Ich möchte daher ein paar Dinge sagen, die das Problem vielleicht anders formulieren.

Es werden stets zwei Slogans verwechselt: „Fortpflanzung ohne Sex" und „Sex ohne Fortpflanzung". „Sex ohne Fortpflanzung" hatte seinen Höhepunkt im Rokoko. Heute ist das harmlos, da es dafür Automaten an der Autobahn mit Präservativen gibt. Sex an sich ist ein harmloses, irrelevantes Gebiet, aber wie beim Fußball ist jeder Experte. Ich brauche jedoch kein Experte zu sein, weil es so viele Experten gibt. Ich beziehe mich darauf, weil es ein Feld ist, bei dem man sehr anschaulich und pädagogisch demonstrieren kann, worum es eigentlich geht. Das, was Houellebecq aus einer konservativen Perspektive heraus so deprimiert, ist das Verschwinden des alten Sex. Er hängt nämlich in Wirklichkeit der Auffassung an: Sex dient der Fortpflanzung, Sex hat einen evolutionären Sinn. Meiner Meinung nach ist das aber kein Grund zur Depression. Sex ohne Sinn, reiner Sex ist das eigentlich Interessante. Das ist das Menschliche am Sex. Wenn ich Sex mache mit dem evolutionären Ziel der Fortpflanzung, dann bewege ich mich im Reich der Natur und erfülle einen

Zweck, den mir die Natur durch das genetische Programm mitgegeben hat. Dieses genetische Programm, den Befehl: „Pflanze dich fort durch sexuelle Reproduktion", teile ich mit jeglicher Kreatur von Hunden bis Pferden, eine Gemeinsamkeit, die ich eher erleide.

Houellebecq verurteilt die sexuelle Liberalisierung in den 60er Jahren. Er sieht aber nicht, daß es nicht mehr um das „Lasset uns Menschen machen" im Sinne sexueller Reproduktion geht, sondern um Fortpflanzung ohne Sex. Wir können Menschen machen ohne sexuelle Reproduktion und können auch Sex machen ohne an Reproduktion zu denken. Solange ich Körper mache, um die evolutionäre Aufgabe zu erfüllen, ist mein Körper Schauplatz der Natur. Dann bin ich in Wirklichkeit, wie Norbert Belemann es genannt hat, ein „Gefangener des Sexus", ein tristes Kapitel in einem depressiven Roman voller Verletzungen und Wunden. Der Witz ist aber, daß der Körper nicht mehr der Schauplatz der Natur und der Nahsinne ist. Es geht nicht mehr um den Geschmacksnerv der Zunge, um den Tastsinn von Haut und Hand und den Lippen, diese klassischen Merkmale für den Körper als Kampfplatz der Nahsinne. Die Umwandlung der Nah-Gesellschaft in eine Fern-Gesellschaft – einige von Ihnen kennen diese meine These – beobachten wir sehr deutlich im sexuellen Feld. Früher hieß es, man könne nur durch Körperkontakt zu sexuellen Genüssen kommen. Heute erleben wir jeden Tag millionenfach –

vom Fernsehen bis zum Telefon –, daß Leute über die Fernsinne Auge und Ohr zu demselben sexuellen Genuß kommen als wenn sie ihren Körper als Kampfplatz der Nahsinne hingeben. Die Umwandlung des Körpers vom Schauplatz der Natur zum Schauplatz der Kultur bedeutet, daß der Körper mehr und mehr zu einem Ort der sozialen Konstruktion wird. Die heutige Gender Diskussion von Judith Butler zielt genau darauf ab: Wir verlassen den Körper als Ort der Natur, das heißt als den der Nahsinne. Wir versuchen, ihn in einen Ort der Kulturtechnik zu verwandeln mit Hilfe der Medien, die wir haben. Wir entwickeln unsere Fernsinne. In solch einem Augenblick verliert der Sex klarerweise seinen evolutionären Sinn. Aber nur, wenn ich daran geglaubt habe, bin ich darüber traurig. Das ist der dunkle Punkt bei Houellebecq, daß er alle diese Dinge ablehnt, weil er insgeheim als Katholik und Moralist daran glaubt, Sex solle einen evolutionären Sinn haben.

Thomas P. Weber: Natürlich hat Sex einen evolutionären Sinn, aber das kann uns keine Richtung im alltäglichen Leben geben. Ich finde diese Fragen nach dem evolutionären Sinn lebensweltlicher Erfahrung des Menschen immer außerordentlich unproduktiv. Ich könnte mich in die Rolle von jemandem hineinversetzen, der mich als Marionette meiner Gene sieht, und damit würden möglicherweise auch meine augenblicklichen Motivationen immer als Produkt eines evolutionären Vorgangs gesehen werden.

Thomas Schulte-Herbrueggen: Darf ich ein bißchen widersprechen? – Ich glaube nämlich, daß Bruno überhaupt nicht die schwarze Figur im Roman ist, sondern in der ganzen Farbigkeit vorgeführt wird, die dieses Thema hat, mit allen positiven und negativen Seiten. Allerdings würde ich sagen, es geht im Buch und auch in der Diskussion nicht etwa um einen Neuaufguß der Debatte zur Sexualmoral, sondern wirklich um die dringende Frage von Moral und Wissenschaft. In dieser Beziehung würde ich aus Ihrem Mund, Herr Weibel, gerne noch Verbindlicheres hören.

Der blinde Uhrmacher

Peter Weibel: Ich erlaube mir einen Witz. Junge Wissenschaftler arbeiten immer radikal ohne jegliche Moral, an der Atombombe, an der Gentechnik etc. Aber plötzlich im Alter, wenn sie schon erfolgreich sind und Nobelpreise haben, sagen sie, das war schlecht, daß sie damals so etwas wie die Atombombe gemacht oder für die Gentechnik gearbeitet haben. Sie werden auf einmal alle zu Friedensaposteln, aber erst am Ende, wenn sie alt sind und ihr Gehirn nachläßt. Es gibt also in der wissenschaftlichen Praxis überhaupt keinen Zusammenhang zwischen Wissenschaft und Moral.

Richard Dawkins schreibt in seinem Buch „Der blinde Uhrmacher", die Evolution sei ein Uhrwerk, ein Regelwerk, das von einem blinden Uhrmacher hergestellt wurde, das heißt ohne Plan und Ziel. Wir entstehen als zufälliges Produkt, ausgeliefert dem genetischen Würfelwurf, dem Zufall des Zusammenspiels von Umwelt und Selektion. Nach diesem Modell sind wir von der Natur abhängig. Der Zufall des genetischen Würfelwurfs erschafft meinen Körper wie er jetzt ist; wenn mein Vater mit 47 einen Herzinfarkt hatte, weiß ich, daß ich mit 47 auch einen Herzinfarkt haben werde. Ich bin genetisch geprägt durch das Programm der Natur. Diese Abhängigkeit von der Natur ist also gegeben.

Wenn ich aber annehme – wie ich es vorher getan habe –, daß der Körper sozial konstruierbar ist, und gerade durch die Gentechnologie wird der Körper sozial konstruierbar (ich habe den Verdacht, daß diese Formulierung die Eugenik sogar im Argument fortsetzt, darüber kann man diskutieren), muß ich mich fragen: Was ist furchteinflößender: die Abhängigkeit von der Sozietät, von anderen Menschen oder die Abhängigkeit von der Natur? Das ist eine Frage, die jeder für sich beantworten kann. Ich bin der Auffassung, daß die Abhängigkeit vom Menschen schwächer ist und dadurch willkommener als die Abhängigkeit von der Natur, die mir gewaltsamer, determinierter und unerbittlicher zu sein scheint. Denken Sie an die großen griechischen Tragödien! Stellen Sie sich vor, jemand sagt Ihnen, Sie werden Ihren Vater umbringen und mit Ihrer Mutter schlafen, das sei das genetische Programm, dann werden Sie alles tun, zum Beispiel auswandern, um das zu verhindern. Aber gerade weil Sie das tun, erschlagen Sie Ihren Vater und gerade deswegen schlafen Sie mit Ihrer Mutter. Das ist die Abhängigkeit von der Natur. Ich denke, die Abhängigkeit von der Macht der Menschen ist milder und ich würde diese bevorzugen. Das wäre meine Antwort auf die Frage von Moral und Wissenschaft.

Die Wissenschaft macht immer das gleiche: Sie verwandelt die Abhängigkeit von der Natur immer stärker in Abhängigkeit von der Gesellschaft und den Menschen. Hier muß man dann bestimmte Verträge aufsetzen, nicht nur die simplen Gesellschaftsregeln, sondern neue Verträge, die aber noch ausstehen. Das letzte Vertragswerk, das wir hatten, entstand durch die französische Revolution. Das ist 200 Jahre her und gilt bis heute. Dieses Vertragswerk reicht natürlich nicht aus. Deshalb steht es uns bevor, ein neues Vertragswerk zu erfinden, weil der Mensch mehr denn je von der Sozietät abhängig wird.

Publikum: Was ist am Orakel von Delphi Natur?

Peter Weibel: Die Uneinsichtigkeit des Prozesses. Daß es eben ein Orakel ist. Das Orakel von Delphi gibt Ratschläge und Programme, die nicht hinterfragbar oder erklärbar sind. Wissenschaft aber heißt Transparenz. Die Wissenschaft begründet Schritt für Schritt, warum sie etwas sagt. Sie begründet nicht nur das, was sie erklärt, sondern auch ihre Methode, mit der sie erklärt. Das Orakel von Delphi ist das genaue Gegenteil. Es macht Aussagen über die Welt ohne jede Erklärung, deshalb nennt man es auch Orakel.

Determination und Freiheit

Carl Hegemann: Es geht hier in dieser Naturdebatte nur darum, daß die Menschen abhängig sind von irgendetwas, das sie selbst nicht bestimmt haben. Insofern ist das Orakel Natur und dagegen steht jetzt, so habe ich es zumindest verstanden, daß die Natur abhängig wird von den Menschen, wenn die Menschen in der Lage sind durch wissenschaftliche Prozesse diese Natur selbst zu bestimmen. (Zwischenruf aus dem Publikum: Der Mensch ist Natur!) Aber ein Mensch ist es, der sagt, daß er Natur ist (Peter Weibel: Noch, noch!), und die Natur wurde schon immer von Menschen bestimmt. Es ist ja auch ein Konstrukt, was Menschen sich ausgedacht und Natur genannt haben. Wenn wir uns zu der Einsicht nicht durchringen, daß die Menschen sich in einer Abhängigkeit von Prozessen befinden, die sie selbst nicht bestimmt haben und die man deshalb Natur nennen könnte, sie aber andererseits im gleichen Moment immer wieder versuchen diese Abhängigkeit zu überwinden, indem sie sich von diesen Abhängigkeiten unabhängig machen – ein Prozeß, den ich immer für Aufklärung und Wissenschaft gehalten habe –, dann kommen wir nicht auf den Punkt.

Peter Weibel: Mich ärgern solche Sätze: Der Mensch ist Natur. Wenn Sie ein Philosoph sind wie Gilles Deleuze und haben Atemnot, dann sind Sie heilfroh, wenn Sie eine Maschine haben, die Sie mit sich schleppen. Es ist traurig und deprimierend genug, eine Maschine mit sich zu schleppen, die Ihnen 10 Jahre Sauerstoff liefert, den ihr Körper Ihnen nicht mehr liefern kann. Deleuze wäre ohne diese Maschine 10 Jahre früher gestorben. Ein Philosoph wie Jean-Luc Nancy hat ein transplantiertes Herz: das ist nicht Natur. Wenn Sie 60 sind und ihr Herz versagt, sind Sie froh, wenn Sie einen Herzschrittmacher haben, dann sind Sie heilfroh über jede Technik, die es Ihnen ermöglicht, länger zu leben. Es ist menschenverachtend zu sagen, der Mensch sei Natur. Das sagt die Eugenik, das ist der eigentliche Kern des eugenischen Programms.
Publikum: Der Mensch ist entweder Natur in seinem psychophysischen System, oder Sie müssen behaupten, er ist der Nachfolger Gottes, da müssen Sie sich entscheiden! Wenn Sie Gott für tot erklären, ist der Mensch mit all seinen Möglichkeiten und Produkten Natur.

Der Prothesengott

Peter Weibel: Freud hat 1930 in „Das Unbehagen in der Kultur“ geschrieben: „Der Mensch will Gott werden.“ Die Bibel ist ja kein Buch der Vergangenheit, die Bibel ist ein Buch der Zukunft. Die Bibel beschreibt Dinge, die kommen werden: Es kommt der Turmbau von Babel, es kommt die Sintflut, es kommt, daß wir Gott werden, es kommt die Vertreibung aus dem Paradies. Die Bibel ist ein utopischer Entwurf. Freud schrieb, der Mensch versuche durch die Technik Gott zu werden – Sie haben das genau erkannt –, aber mit der Einschränkung, daß wir nur ein Prothesengott sind. Wortwörtlich hat Freud gesagt, „der Mensch wird durch die Errungenschaften der Technik und der Zivilisation ein Prothesengott". Es stört den Menschen nicht, daß er Gott wird, es stört ihn, daß er nur mit Hilfe von Prothesen Gott wird. Das macht das Unbehagen in der Kultur aus.

Natur oder Geist

Thomas P. Weber: Ich muß Ihnen grundsätzlich widersprechen. Sie haben gesagt, daß wir von der Natur stärker abhängig sind als von der Sozietät. Ich glaube, das ist ein großes Mißverständnis. Es ist eine grundlegende Metapher der abendländischen Welt, daß die Natur das Schicksalhafte, das Unwandelbare ist. Deswegen empfinden wir auch solche Informationen, daß Schizophrenie oder Gewalt zu 80 Prozent erblich sei, als bedrohlich, weil das den Eindruck erweckt, wir seien den Mächten der Natur ausgeliefert, während soziale Einflüsse dagegen steuerbar seien und mehr oder weniger rückgängig gemacht werden können. Erblichkeiten, Biologie, genetische

Programme, diese Begriffe und Ideen, die man damit verbindet, gaukeln das aber nur vor. Es gibt in der Biologie seit einigen Jahren eine Gegenbewegung, die sagt, daß die Trennung von Natur und Kultur völlig artifiziell ist. Daß die Diskussion immer wieder auf diese Zweiteilung hinausläuft, ist völlig unproduktiv, weil die beiden Teile untrennbar sind. Die menschliche Natur ist das, was wir sind, und das, was jeder ist. Deswegen gibt es nicht die eine menschliche Natur, es gibt endlos viele verschiedene menschliche Naturen, die aus einem komplexen Wechselspiel von biochemischen, genetischen und sozialen Faktoren kreiert wurden. Die Teilung, die viele Wissenschaften vorgeben durchführen zu können, ist eine technische Illusion. Was soll das? Können Sie mir sagen, was bei Ihnen nicht biologisch ist?

Peter Weibel: Meine Zahnfüllung zum Beispiel.

Thomas P. Weber: Wieso ist diese Qualität, in der diese Zahnfüllung sitzt, nicht biologisch?

Peter Weibel: Sie haben mich mißverstanden. Das, was Sie beschrieben haben, ist genau das, wovon ich rede: Das Eindringen sozialer Mechanismen in den Schauplatz der Natur. Die Wissenschaft tut das. Wir wissen anfangs nicht, wie Blitze entstehen, und werden ihre Opfer. Dann lernen wir die Gesetze kennen und die Möglichkeit einen Blitzableiter zu bauen, um den Blitz ein bißchen zu kontrollieren. Wir können ihn zwar nicht abschaffen, aber lenken. Das gleiche passiert beim Körper: Wir entdecken Krankheiten, Symptome, dann gibt es einen unglaublich aufwendigen wissenschaftlichen Apparat, der versucht, diese Prozesse zu verstehen und dadurch den Verlauf der Krankheiten nach unserem eigenen Willen zu steuern. Ich kann Fieber haben und zuhause liegen und sagen: „Ich stehe das auf natürliche Weise durch und warte bis das Fieber von selbst zurückgeht." Oder aber ich nehme die Produkte der pharmazeutischen Industrie, Antibiotika, die künstlich hergestellt werden, die nicht der Körper produziert – das ist meine Entscheidung. Diese Produkte der Sozietät, einer Gemeinschaft von Wissenschaftlern und Fabrikanten, helfen mir dann. Das ist der sozietäre Anteil der Natur.

Thomas P. Weber: Ich bin einverstanden, wenn Sie eine Formulierung benutzen wie: „der soziale Anteil der Natur", was deutlich Ihre Aussage modifiziert. Womit ich nicht einverstanden bin, ist die Idee, daß die Natur durch das genetische Programm das menschliche Schicksal auf einen festgelegten Kurs schickt, wobei die sozialen Einflüsse die Bahn nur modifizieren können, weil sie eigentlich deutlich vorgezeichnet ist. Ich glaube, das ist ein tiefes Mißverständnis. Es sind sicherlich nicht die Gene, in denen ein Programm stekkt, das uns auf eine bestimmte Bahn festlegt. Es ist interessant, die Geschichte der Metaphern und Analogien zu betrachten. Als in den 60er Jahren in der Biologie zum ersten Mal der Begriff des genetischen Programms aufkam, hat man die Zelle als den Computer betrachtet und das genetische Material als Daten, die abgelesen werden. Später in den 60er Jahren hat man es umgekehrt gedacht: Die Gene wurden zum Computer und der Rest zu Datenmaterial, das zusammengesetzt wird. Ich sehe natürlich, daß die Sozietät ein Teil der Natur des Menschen ist und diese Gemeinschaft von Wissenschaftlern und der Umwelt in der Geschichte immer mehr Einfluß über das gewinnt, was wir vielleicht vereinfacht die biologischen Abläufe nennen. Aber schon die Frage, wo genau die Trennung vorzunehmen ist zwischen dem Sozialen und dem Natürlichen, welche Komponenten die stärkere Macht ausüben, ist falsch gestellt. Ich stimme nicht damit überein, dem Biologischen ein Primat zu geben und zu sagen, daß es schwerer zu bekämpfen sei.

Gentechnologie als Aufklärung

Carl Hegemann: Wunderbar. Sie stellen eine Spannung fest, aber man kann nicht genau sagen, zwischen welchen Polen sich die Spannung befindet. Mit einer objektivierenden Betrachtungsweise geht das wahrscheinlich auch nicht. Aber es gibt doch aus dem Alltag, wenn man wie Salomon Maimon von seinen täglichen Verrichtungen her denkt, folgende Erfahrung: An manchen Dingen kann ich nichts machen, die passieren mir einfach, wie mir zum Beispiel ein Stein auf den Kopf fällt, und an anderen Geschichten dagegen läßt sich etwas machen. Zum Beispiel läßt sich eine Krankheit durch vernünftiges Leben eindämmen oder so was. Es gibt für mich Möglichkeiten, die mir das Gefühl geben, ich tue etwas, ich verändere etwas an meiner Umgebung. Ich will das gar nicht nach Natur und Gesellschaft aufspalten. An anderen Punkten bin ich bestimmt von etwas, was ich nicht beeinflussen kann. Um diese Differenz scheint es hier am Tisch zu gehen. Der eine steht nämlich da und sagt: „Ich möchte gerne mein Handlungsspektrum erweitern, zum Beispiel durch genetische Eingriffe, und wie ein völlig freier Künstler nach meinen Wünschen und Bedürfnissen mir eine Welt neu zusammensetzen und einen Menschen machen, nicht auf sexuelle Weise, das wäre ja trivial, sondern im emphatischen, göttlichen Sinn einen Menschen schaffen, der mir besser in den Kram paßt als der bisherige Mensch." Das ist der Weg, den der resignierte Michel in dem Buch geht. Die Menschen ersetzen sich selbst durch eine verbesserte Neuausgabe, die geklont, unsterblich und genetisch gleich ist. Damit würde die Utopie der 68er verwirklicht, nur daß diese sie durch geistige Arbeit und gesellschaftlichen Kampf herstellen wollten. Das macht Michel jetzt durch Biotechnologie. Nicht dadurch, daß er die Natur leben läßt, sondern weil er das, was wir Natur nennen, in eine Richtung verändert, die uns besser entspricht. Deshalb sagt Weibel, treibt die Gentechnologie das Projekt der Aufklärung weiter. Jetzt kommen hier die Fachleute, die selbst an solchen Projekten arbeiten und sie reflektieren, und sagen: „Vorsicht, bloß nicht weiter treiben, die Natur an sich ankucken und daraus eine Ethik ziehen, mit der wir dieses Aufklärungsprojekt, das Weibel als freier Künstler begrüßt, eindämmen können, möglichst auch mit Hilfe vieler Nichtfachleute, weil bei denen die Ethik vielleicht noch intakt ist und sie nicht von diesem Forscher-Eros gebeutelt sind. Ich weiß nicht, ob ich das jetzt richtig zusammengefaßt habe, aber hier scheint mir das Problem zu liegen. Da brauchen wir über den Naturbegriff als solchen gar nicht zu sprechen, über Natur an sich. Das haben ja Sie gesagt, das sagt nicht die Natur selber, das Ansich denken ja wir, deshalb hat Kant das Ding an sich als Noumenon, als Gedankending bezeichnet. Auch die Natur ist in dem Moment, wo ich das Wort „Natur“ ausspreche, immer schon sprachlich oder geistig vermittelt, da kommen wir nicht drum herum. Jetzt hätte vielleicht Sloterdijk hier sitzen müssen mit seinem „animal rationale“, also daß der Mensch ein Tier, aber ein geistig vermitteltes Tier sei, und sagen: „Diesen Begriff des Menschen, der in diesem Zwiespalt lebt, möchte ich überbieten. Ich will ihn höher ansetzen, ohne Zwiespalt.“ Wir hier sind alle noch gar nicht soweit, wir fragen uns nur, wieweit können wir den Bereich ausdehnen, wo wir selber die Natur bestimmen können. Natürlich ist das aufklärerisch gedacht, wenn man alles selber bestimmen will und seinen eigenen Verstand ohne Anleitung anderer gebraucht zur Herstellung besserer Lebensmittel und Lebensbedingungen. An dieser Stelle ist eigentlich der Konflikt, und ich finde, man sollte ihn auch an dieser Stelle diskutieren und sich nicht in müßigen Spekulationen bewegen, was jetzt objektiv Natur ist. Das kann keiner sagen, weder ethisch noch erkenntnistheoretisch.

Gödels Theorem

Thomas Schulte-Herbrueggen: Natürlich liegt es nahe, daß diejenigen, die sich mit solchen Prozessen beschäftigen, versuchen, die Dinge bis zum Ende hin zu denken und vom finalen Sinn her zu bestimmen. Ich möchte aber einen Punkt aufgreifen, den Sie vorher genannt haben, nämlich die neue Abhängigkeit, die geschaffen wird. Es ist klar, daß der Eingriff in das Genom eines Menschen, durch welchen er nach dem Design und den Wunschvorstellungen eines anderen Menschen geschaffen wird, neue Abhängigkeiten herstellt. Es entsteht dann – ich glaube, Habermas hat darauf hingewiesen – eine Art Zweiklassengesellschaft, in der die einen bestimmen, wie die anderen aussehen sollen. Diese Abhängigkeiten sind mit der aufklärerischen Wertvorstellung, die mit dem Wort égalité verbunden ist, nicht mehr verträglich. Die Chancen sind dann nicht mehr für alle gleich. Wir müssen uns in unserer sogenannten Ersten Welt ohnehin fragen, ob die Zukunft uns nicht eher weniger bieten wird als – wie es uns selbstverständlich scheint – mehr. Wenn wir wirklich alle unsere Vorzüge, die genetischen inklusive, allen Menschen auf dieser Welt einräumen wollen, dann sind die Ressourcen nämlich vollkommen am Ende und wir laufen noch mehr in eine ökologische Katastrophe hinein als wir das jetzt schon tun.

Eine weitere Lehre haben wir aus der Geschichte der Mathematik und Physik im 20. Jahrhundert zu ziehen. Ich glaube, Ihnen allen ist zumindest als Schlagwort bekannt, was es mit dem sogenannten Gödelschen Theorem auf sich hat. Es ist leicht zu erklären: In jedem reichhaltigen System gibt es Sätze, die sich innerhalb dieses Systems weder beweisen noch widerlegen lassen. Das war sozusagen der Tod für das Hilbertsche, das Göttinger Programm in der Mathematik, alles auf Axiome zurückzuführen und daraus alles zu deduzieren. Ich möchte Ihnen das nicht falschverstanden – im inflationären Wahn der Begeisterung sozusagen – transportieren, sondern es in eine Frage umformulieren: Wenn wir mit unserem positiven Recht versuchen, alles logisch zu begründen, ist dieses positive Recht dann auch so ein formales System, was intrinsisch nicht vollständig sein kann? Und was kommt dann zu dem positiven Recht noch hinzu? Wie sieht dann das Naturrecht aus, das uns die Grenzen dessen aufzeigt, womit wir disponieren können? Ich glaube, das ist eine Frage, die sich als Lehre aus der Mathematik des 20. Jahrhunderts ergibt und die, gerade im Zusammenhang mit der Genforschung, drängender ist denn je.

Peter Weibel: Klarerweise ist es so, daß wir in Metaphern sprechen und daß die Metaphern, die wir für die Natur finden, abhängig sind vom Stand der Technik. Man kann nicht vom Buch der Natur sprechen, ohne das Buch erfunden zu haben. Man kann als blinder Uhrmacher nicht von Evolution sprechen. Das Problem ist, daß wir technische Metaphern für Naturvorgänge haben. Wir haben eine Metaphernsprache, da stimme ich voll zu. Auch der genetische Code ist natürlich nur eine Metapher. Aber ich setzte darauf, daß es Metaphern sind, die aus der Technik, aus der Naturwissenschaft kommen. Buch der Natur: weil wir das Buch gehabt haben. Blinder Uhrmacher: wegen der Uhr. In dem Augenblick – wie Sie richtig sagen –, wo wir die Zelle erkennen, sagen wir, der Computer sei eine Zelle. In den 50er, 60er Jahren hat man angefangen zu sagen, wir machen zellulare Automaten. Das ist zwar eine Natur-Metapher, aber rückwirkend hat sie die Kraft, den technischen Fortschritt zu beflügeln: Wie können wir Automaten bauen, die sich selbst reproduzieren? Daß das bis heute noch nicht geschehen ist, ist eine andere Sache. Mathematische Modelle sind vorhanden. Dann gibt es Trivialaussagen wie zum Beispiel die von Bill Joy, daß Roboter die Menschen ersetzen werden. Da sind wir nun weit im Metaphernfeld. Wichtig ist mir aber, daß man sagen kann, die Modelle, die wir uns erarbeiten, bestimmen unser Naturverhältnis.

Ich möchte auf einen weiteren Punkt eingehen, der hier genannt wurde. Gödel hat als erster die Frage gestellt: Was geschieht mit einem System, wenn ich ein interner Beobachter bin? Als interner Beobachter kann ich keine Aussagen über das System treffen, die vollständig richtig sind. Aber als externer Beobachter kann ich schon Aussagen treffen. Danach war dieses Theorem auch für die Geisteswissenschaft und für die Philosophie sehr wichtig, aber für die Mathematik leider relativ uninteressant. Es macht nichts aus, daß Gödel der größte Mathematiker des 20.Jahrhunderts ist – ich habe übrigens selbst ein Buch über ihn geschrieben, viel über ihn gemacht und kannte ihn persönlich. Ich erzähle das nur, damit man nicht glaubt, ich würde es falsch darstellen. Sein Standpunkt war der, daß ich innerhalb des arithmetischen Systems – die Peano-Arithmetik war das Vorbild – nicht von jedem Satz, den ich ableite, entscheiden kann, ob er wahr ist oder falsch. Aber außerhalb der Peano-Arithmetik kann ich das schon tun. Das heißt, die Mathematik ist einfach weitergegangen. Sicherlich war dadurch das Hilbertsche Problem gelöst. Für mich ist aber wichtig, daß man als interner Beobachter keine vollständige Beschreibung des Systems, in dem man sich befindet, liefern kann. Das ist das Problem der Unbeschreibbarkeit.

Die Ethik-Falle

Thomas P. Weber: Meine Frage ist, ob das nicht für das ethische System eines sich selbst gesetzten positiven Rechts auch zutrifft? Was ist dann die externe Grenzziehung?

Peter Weibel: Die Sozietät, die Gemeinschaft.

Carl Hegemann: Die Demokratie.

Peter Weibel: Nicht der Einzelne.

Carl Hegemann: Er möchte ja eine Ethik, die über die Demokratie hinausgeht und sich nicht mit dem begnügt, was Leute mehrheitlich entscheiden.

Thomas P. Weber: Ich will das überhaupt nicht in Abrede stellen. Ich will nur darauf hinweisen, daß wir in einem übertriebenen Überschwang der Aufklärung glauben, alles mit der Ratio erledigen zu können. Diese starke Aussage möchte ich in Zweifel ziehen und fragen: Was kommt dann? Kennen wir sonst überhaupt keine Grenzen mehr?

Carl Hegemann: Damit haben Sie wahrscheinlich die Mehrheit der reflektierenden Menschen, auch die Theatermacher, auf Ihrer Seite, die alle an diesem klassischen Rationalitätsbegriff verzweifeln und ihn mit für einen Grund des Übels halten. Das ist ja die Dialektik der Aufklärung, daß gerade diese verschärfte Rationalität zu einer Grenzenlosigkeit führt, die die Rationalität am Ende selbst gefährdet. Das spiegelt sich auch in dieser Debatte wieder. Das

Problem ist aber, wenn man die Entscheidung, wo die Grenzen liegen sollen, nicht von den Naturwissenschaftlern an die Gesellschaft delegiert, dann muß sich einer hinstellen, zum Beispiel Sie, und sagen: „Ich kann genau begründen, warum hier die unvermeidbare Grenze liegt." Jetzt haben sich aber alle rationalen Modelle und Systeme und Theorien, die solche Grenzen oder auch solche Grenzüberschreitungen formulieren wollten, nach Nietzsche sagen wir jetzt mal, aber auch nach dem Faschismus und dem Kommunismus, als brüchig erwiesen. Da, wo der Glaube am stärksten war, ist er am stärksten zusammengebrochen. Diese Erfahrung führt dazu, daß man so ein naives Modell von Demokratie entwickelt und sagt: „Okay, dann kriegen wir vielleicht nicht die besten Lösungen, aber wir haben die Scheiße wenigstens gemeinsam beschlossen." Das Problem von Ihnen ist, daß dann möglicherweise Dinge beschlossen werden – auch weil der Markt es verlangt, der das einzige funktionierende, aber ethikfreie Regulativ ist –, die dann vielleicht ziemlich tödlich sind. Houellebecq, mit dem wir uns ja zur Zeit beschäftigen, geht noch einen Schritt weiter. Er stellt fest, daß die Menschen mit ihren persönlichen Problemen nicht zu Rande kommen; sie landen in der Depression. Jetzt hat sich eine Technologie entwickelt, die neue Menschen ermöglicht, die eventuell so programmierbar sind, daß sie nicht mehr zu diesem Nicht-zu-Rande-Kommen in der Lage sind, weil sie nämlich a) unsterblich, b) genetisch alle gleich sind und c) kein spezifisches Geschlecht haben. Damit wäre dann der ganze Geschlechterkampf erledigt – und überhaupt alle Probleme. Im Grunde genommen wollen wir doch alle so schön problemlos leben. Warum überlassen wir dann die Welt nicht dieser neuen verbesserten Spezies, von der wir dann wie Gott einst von uns sagen können, wir haben sie geschaffen „nach unserm Bilde" und jetzt ist der siebte Tag, da ruhen wir und treten ab. – Ich finde, das ist übrigens eine grauenhafte Vision.

Peter Weibel: Wenn wir über künstliche Fortpflanzung sprechen, sollten wir auch über die künstliche Vermeidung von Fortpflanzung sprechen, die Abtreibung. Wenn wir eine Gesellschaft hätten, die mit dem Naturrecht operiert, dann wäre die Abtreibung nicht möglich. Ab wann ein Fötus ein Subjekt ist und bis wann nicht, hängt auch von dem jeweiligen Grad des technischen Fortschritts ab. Je mehr die Medizin in das Innere des Körpers eindringt, desto eher kann man feststellen: Das ist jetzt ein lebendes Organ. Nach drei Monaten ist es dann schon ein ausgebildeter Körper. Trotzdem gibt es in unserer Gesellschaft den Konsens, daß jede Frau das Recht auf Abtreibung hat. Staatsrechtlich kann man sagen: Erst wenn ein Organ aus dem weiblichen Körper heraus ist, ist es ein Subjekt, ein Staatsbürger, dann wäre Tötung Mord. Nicht das Naturrecht legitimiert also die Abtreibung, sondern das Sozialrecht. In Laurence Sternes Roman „Tristram Shandy" gibt es eine lange

Debatte darüber, wann ein Kind getauft ist. Das Kapitel ist dreißig Seiten lang: Ist das Kind getauft, wenn es mit dem Kopf herausschaut, kann es dann begraben werden? Oder muß erst der ganze Körper herausschauen, damit es getauft ist und begraben werden kann? Auf diesem Gebiet – das ist meine Sorge – darf man nie und nimmer auf das Naturrecht zurückkommen. Dann wäre unsere heutige Praxis nicht mehr legitimierbar. Das Recht auf Leben ist kein Naturrecht. Wenn ich akzeptiere, daß Recht auf Leben ein soziales Recht ist, kann ich argumentieren, daß es kein lebensunwertes Leben gibt. Lebensunwertes Leben kann ich nur auf der Basis des Naturrechts legimitieren. In dem Augenblick, wo man das Naturrecht ablehnt, ist man auf einem sicheren Boden, was die Gentechnologie angeht. Das ist ein juristischer, ein legaler Schutz, den wir mehr denn je brauchen. Sind wir uns da einig?
Thomas P. Weber: Ja, das Naturrecht ist völlig ungeeignet, um mit vielen Problemen fertig zu werden. So wie ich es mit meinem begrenzten Einblick in die Geschichte verstehe, wird Naturrecht vor allem benutzt, um Unterschiede festzuschreiben und Wertungen zu treffen. Es gibt eben eine festgelegte Essenz des Menschen, die den Wert eines Menschen bestimmt. Wer davon abweicht, ob aus rassischen Gründen, sexueller Orientierung usw., der genießt nicht den Schutz dieses Rechtes. Wenn man Abstand nimmt von der Idee, daß es eine festgelegte Natur gibt, muß man mit der Vielgestaltigkeit

des Menschen fertig werden und sie akzeptieren. Es müssen soziale Rechte sein, die dem Einzelnen den Wert geben.

Thomas Schulte-Herbrueggen: Ist das nicht ein Mißverständnis des Begriffs „Naturrecht"? Ich glaube nicht, daß dessen Wertvorstellung darin besteht, die Natur so zu belassen wie wir sie vorfinden. Ich glaube, daß das Naturrecht im Gegensatz zum positiven Recht sagt: Es gibt Dinge, die unveräußerlich sind, die nicht zu unserer Disposition stehen, beispielsweise die Würde des Menschen.

Carl Hegemann: Wie gehen Sie denn damit um, daß diese ganzen naturrechtlichen Formulierungen nachweisbar in der Geschichte alle, inklusive „Die Würde des Menschen ist unantastbar", mißbraucht, mißbraucht, mißbraucht wurden? Das sind doch nur Elemente des Markt- oder des Machtkalküls, das macht sich immer ganz gut, sonntags auch mal so eine ethisch-naturrechtliche Wertorientierung zu präsentieren. Die nützt im Zweifelsfall überhaupt nichts. Deshalb ist für mich das, was Sie jetzt gerade machen, ein Beispiel dafür, wie man als Wissenschaftler in Kopenhagen seine Grundlagenforschung betreibt, da eine absolute Koryphäe ist und bei der Naturrechtsdiskussion gleich in die erste Falle tappt, die sich da auftut. Ich meine das überhaupt nicht polemisch.

Was ist möglich?

Was mich tatsächlich ein bißchen schockiert: Die ungeheuren Möglichkeiten, die möglichen Grenzenlosigkeiten der neuen Technologien, die Weibel hier so fröhlich geschildert hat, werden hier offenbar von niemandem bestritten. Deshalb möchte ich fragen: Sind Sie alle drei wirklich der Überzeugung, daß solche Modelle, wie Houellebecq sie in seinem Buch entwickelt oder wie sie von Herrn Kurzweil und von Herrn Joy, dem Kritiker von Herrn Kurzweil, prophezeiht werden, realisierbar sind? Hängt es nur von uns ab, ob diese Möglichkeiten Wirklichkeit werden?

Das Gehirn auf der Festplatte

Peter Weibel: Wie wir heute miterleben, daß die Fortpflanzung sich vom Körper löst, werden wir auch miterleben, daß das Subjekt sich vom Körper löst. Das ist ein abstraktes Statement, dessen Nachhaltigkeit ich jetzt nicht diskutieren möchte. Wir werden miterleben, daß die Vorstellung, das Subjekt oder das Selbstgefühl sei aus dem gebaut, was die Natur dem Individuum mitgegeben hat – daß ich zum Beispiel ein Mittelklassebürger bin – schwinden wird. Wir werden erleben, daß auch das Selbst sich vom Körper immer mehr lösen wird. Was sich in dieser Zone, die sicher posthuman ist, erweitern wird, sind die Bedingungen des Subjekts und folglich auch die des Humanen. Ich fürchte sogar, daß es im Verlauf solcher Transformationen noch zu viel größeren Auseinandersetzungen kommen wird als wir sie im 20. Jahrhundert erlebt haben.

Thomas Schulte-Herbrueggen: Ihren Befürchtungen stimme ich zu. Wenn der Versuch gelingt, den Zustand des Menschen, so wie er sich in den Hirnströmen äußert, maschinell festzuhalten und auf einem Computer downzuloaden, dann ist das Subjekt nicht mehr dasselbe wie vorher. Das wäre eine enorme Reduzierung des Subjekts auf das, was wir technisch machen können, und ich glaube, da ist Bescheidenheit angesagt. Die Frage ist – um es auf die Spitze zu treiben –, was genau ist dieses Buch in meiner Hand? Es gibt die alltägliche Erfahrung, daß es an seinem Rand zu Ende ist. Ein Physiker, der es genau nimmt, kann diese Grenze gar nicht so ziehen, weil von diesem Buch ein schwaches Gravitationsfeld ausgeht. Es stellt sich also die Frage, ob man dieses Feld mit hinzunimmt oder nicht? Die Grenzen, die wir zu ziehen gewohnt sind, sind Grenzen der Vereinfachung. Das heißt nicht, daß sich das Ding innerhalb dieser Grenzen bewegt. Es ist nur unsere Vorstellung, und ich glaube, daß die Vorstellung eines Computer-Subjekts – wie Sie sie gerade geliefert haben –, eine sehr starke Reduktion des Subjekts ist, weil die Körperlichkeit, die Psyche, all das, was man nicht so schnell auf die Festplatte transformieren kann, die menschlichen Schwächen inklusive, zu diesem gehört.

Mukoviszidose heilen

Thomas P. Weber: Ich empfinde ein Unwohlsein bei solchen spekulativen Diskussionen über das, was machbar ist und was nicht. Ich glaube, die Macht der Genetik wird eindeutig überschätzt. Die Humangenetik ist weit davon entfernt, die Gentechnologie wirklich zu ermöglichen. Ob sie das jemals kann, muß Spekulation bleiben. Andere Möglichkeiten kann ich nicht ausschließen.

Eines der Probleme, die die Gentechnik mit sich bringt, ist – wie Peter Weibel schon gesagt hat –, daß sich die Sexualität vom Körper löst. Für die Möglichkeit, sich im Reagenzglas fortzupflanzen, ethische, legale, individuelle und soziale Mechanismen zu finden, damit haben wir zu kämpfen. Aber ob es jemals möglich sein wird, daß sich das Subjekt vom Körper löst? Die Sache ist in einem gewissen Sinne unvorstellbar. Es gibt ein nettes Gedankenspiel: In einem Science-Fiction-Film der 50er Jahre, ich glaube er hieß „The Incredible Shrunken Man", gerät jemand in einem Boot in eine Atombombenexplosion und schrumpft auf fast mikroskopische Ebene. Das klingt relativ harmlos, aber wir können uns prinzipiell nicht vorstellen, wie das Leben in dieser Form ist. Man muß sich nur vorstellen, eine auf Menschengröße hyperthropierte Ameise würde einen Menschen jagen, der auf Ameisengröße verkleinert wurde. Klasse! Auf der Flucht steht man plötzlich vor einem See und möchte sich ausziehen und wegschwimmen, aber das funktioniert nicht, weil die molekularen Anziehungskräfte beim Männchen so groß sind, daß man die Kleider vom Körper nicht herunterbekommt. Aber man könnte ohne weiteres übers Wasser laufen, weil man nicht versinken kann, während die Ameise Probleme hätte, einen zu verfolgen, weil sie unter ihrem Gewicht zusammenbrechen würde. Ich möchte fragen: Was für einen Sinn haben die Gedankenspiele über meinen Geist in einem Roboter? Es ist unvorstellbar.

Peter Weibel: Das ist ein Mißverständnis. Wenn man „Subjekt“ oder „Körper“ sagt, dann heißt das ganz simpel, daß beides nicht mehr als Identität definiert wird. Wenn ich hier mit einem Phallus säße, hieße das noch nicht, daß ich ein Mann bin. Es gibt Leute, die lassen sich umoperieren. Der Körper und die Gene sind nicht mehr der Ort der Identität. Zum Beispiel Außenminister Fischer: Der wechselt seinen Körper und seine Identität wie er es braucht.

Carl Hegemann: Das war jetzt ein systematisches Argument, ich wollte auch noch ein kleines historisches Argument beitragen. Ich erinnere mich, als ich klein war und krank war, habe ich von meinem Urgroßvater geerbte Jugendbücher gelesen, wo über den Schaden, den die moderne Technik anrichtet, berichtet wurde, etwa so um 1880 herum. Die Argumente, mit denen da erklärt wurde, es sei völlig tödlich für den Menschen, schneller als 60 Stundenkilometer zu fahren usw., da habe ich als Kind ziemlich drüber gelacht. Deshalb frage ich mich immer bei solchen Dingen, ob sie wirklich unmöglich sind oder ob wir sie uns nur nicht vorstellen können. Vielleicht sitzen wir so sehr im Gehäuse unserer eigenen Realität, daß wir, wenn wir herausschauen wollen, doch nur wieder unsere eigene Realität sehen. Möglicherweise kratzen die neuen Technologien diesen Immanenzzwang auf irgendeine Weise an. Das gibt es dann nicht mehr nur in der Esoterik, wie früher mystische und gnostische Praktiken, sondern auch in der digitalen Technologie und in genetischen Lesebüchern.

Thomas P. Weber: Man kann sich immer ausdenken, was möglich sein könnte; ohne diese Fähigkeit würde das gesamte Science-Fiction-Genre nicht existieren. Aber festzustellen, was prinzipiell nicht möglich ist, das ist das große Problem, und es ist die Frage, ob das überhaupt lösbar ist. Wie antwortet man auf dieses Dilemma? Vielleicht sind Fragen dieser Art sinnvoller: Wie ist Mukoviszidose heilbar? Soll man versuchen mit gentechnischen oder anderen Methoden die Krankheit zu bezwingen? Anstatt zu fragen, ob sich irgendein Gehirn mit gentechnischen Methoden verbessern läßt. Die Grenze des Horizonts, über den wir diskutieren, ist auch wesentlich. Ich tendiere dazu, die Grenze relativ nah in der Zukunft anzusetzen.

Mit anderen Augen sehen

Peter Weibel: Alles, was ich beschrieben habe, ist ja schon längst der Fall! Sie sehen kaum mehr etwas mit eigenen Augen. Sie sitzen vorm Fernseher und sehen sich Orte an, an denen Sie noch nie waren, gehen ins Kino, hören Musik und leben schon in dieser robotisierten Welt, die ganze Zeit, seit 100 Jahren. Sie hören mit dem Telefon, das nicht ihr Ohr ist. Sie hören sozusagen mit anderen Ohren. Es wird in zehn Jahren möglich sein, daß ich hier nicht nur sitze und mit meinen Augen in den Saal schaue, sondern mich im Gehirn umschauen und sagen kann: „Jetzt möchte ich mit den Augen meines Bruders sehen, wie er sich ein Restaurant in Wien anschaut." Deshalb rede ich, wenn ich sage, daß das Subjekt sich vom Körper löst, nicht von Science-Fiction, sondern von dem, was es gibt. Wenn Sie im Kino sitzen, hat sich Ihr Subjekt vom Körper gelöst, denn Sie sehen mit den Augen einer Kamera, die ein Kameramann geführt hat. Und Sie genießen das sogar. Sie leben schon lange nicht mehr in Ihrem eigenen Körper! Sie sitzen schon lange zu Hause und machen keinen Unterschied zwischen dem Bild, das Sie über dem Sofa hängen haben, und dem Bild im Fernseher.

Carl Hegemann: Aber wenn man Dir dann Deine Augen zuhält, siehst Du trotzdem nichts mehr.

Peter Weibel: Dann sehe ich nur 10 Prozent weniger. – Das ist im Grunde das

Projekt für die nächsten hundert Jahre. Wir leben nicht mehr in einer natürlichen Gemeinschaft, sondern in einer rein technisch konstruierten Kommunikationsgemeinschaft. Die Kameratechnik ist bis heute so entwickelt, daß wir im Mittelpunkt der Welt stehen, die wir sehen, das ist der panoramarische Blick. Die technische Aufgabe, und auch die einzige Ethik, die wir in der Ferngesellschaft befolgen sollten, ist: Es muß im Sinne einer klassischen Ethik möglich sein, daß wir jederzeit den Blickpunkt des anderen einnehmen können, auch technisch. Das wird uns helfen.

II. Kurzweil und Joy

Die Menschen werden dümmer als Maschinen

Von Guillaume Paoli

1.

„Die Zukunft braucht uns nicht mehr“, verkündet Bill Joy und macht sich Sorgen. „Bald werden die Menschen von intelligenteren Maschinen ersetzt werden“, sagt Ray Kurzweil und freut sich schon darauf. Solche Botschaften richten sich an uns Laien; sie erregen entweder Faszination oder Furcht, allenfalls ohnmächtige Gefühle. Aber immerhin geht es doch um Fragen, die zu bedeutsam sind, um sie den Wissenschaftlern allein zu überlassen. Ohne unsere Urteilskraft zu überfordern, dürfen wir die naive Frage wagen: Warum sollten wir eine Zukunft annehmen, die uns nicht braucht? Ich bezweifle weder, daß die angekündigte Umwandlung des Lebens technisch machbar ist, noch unterschätze ich die Wahrscheinlichkeit, daß sie stattfinden wird, doch das ist kein Argument, denn auch die Atombomben haben sich als machbar und leider unvermeidlich erwiesen. Es wird viel über die Zukunft geredet, dabei wenig über die aktuellen Umstände, die eine solche Zukunft hervorbringen. Ray Kurzweils Auslegungen vermitteln aber nicht nur Informationen, sondern auch einen bestimmten Ton und eine Denkweise, die es verdienen, genauer betrachtet zu werden. Es fragt sich sogar, ob sie nicht als ein heimlicher Verdummungstest konzipiert wurden, der die Apathie der Zeitgenossen mißt. Und tatsächlich sind öffentliche Reaktionen bislang weitestgehend ausgeblieben. Deshalb muß man sich sogar fragen, ob es nicht eher die Menschen sind, die allmählich dümmer als ihre Maschinen werden.

Fangen wir an mit dem Verhältnis von Körper und Geist, das demnächst definitiv reformiert werden soll. Darüber gibt es seit eh und je eine Unmenge von Auffassungen. Gerade durch die Beantwortung dieser Grundfrage haben sich die verschiedenen Kulturen, Religionen und Philosophien voneinander differenziert, so sehr, daß keine Synthese möglich ist. Westlichen Rationalisten bleiben viele Traditionen gar völlig unerklärlich, wobei unbestreitbar ist, daß diese auf hervorragende Leistungen verweisen können – man denke an die Medizin, an Meditations- und Körpertechniken und anderes mehr. Wie wird dieses Problem von den Technomanipulatoren behandelt? „Unser Verständnis von Leben und Tod darf nicht zulassen, daß die Datei des menschlichen Geistes mit der Hardware stirbt. Wir werden darum Software und Hardware trennen müssen." Mit einem so armselig geschriebenen Programm mag die Philosophie Bill Gates' den Absturz seiner Festplatte überleben können, hingegen wird es eher schwierig sein, die gnostische Mystik oder die Kosmologie der Papuaner auf die posthumane Hardware zu übertragen. Die menschliche Intelligenz wird vielleicht relativ steigen, allerdings nur in eine bestimmte Richtung, was im Absoluten einem Verlust gleichkommt. Maschinenmenschen werden leistungsfähiger als ihre Programmierer werden; dessen ungeachtet werden sie weiterhin deren Syntax anwenden und sich in dem gleichen begrenzten Denkrahmen bewegen.

Den Verzicht auf gewisse Technologien nennt Kurzweil „unrealistisch“. Gleichzeitig preist er das Endergebnis dieser Technologien als eine Welt, in der „die Illusion perfekt sein wird“. In dieser mutierten Logik ist also nur derjenige ein Realist, der sich der Illusion vollkommen hingibt! Doch ganz gleich, ob wir uns diese Entwicklung wünschen oder nicht, Kurzweil will uns philosophisch überzeugen, daß sie unvermeidlich ist. Denn sie sei „Teil eines allumfassenden evolutionären Prozesses“. Und so folge die Evolution einem allgemeinen Beschleunigungsgesetz, das zur Zeit einfach vorangetrieben werde. Die Entstehung der ersten Zellen brauchte Milliarden Jahre. Danach entwikkelte sich die Tierwelt bis zum Säugetier wesentlich schneller. Als der Homo sapiens schließlich „fit“ wurde, machte die biologische Evolution „schlapp“ und wurde von der kulturellen Evolution übernommen. Man erfand Feuer und Steinwerkzeuge, alsdann entwickelte sich die Technologie immer rasanter, bis sich heute ein neuer Paradigmenwechsel vollziehe. Wir seien auf der Erde, um an der Evolution teilzunehmen, und es sei ebenso töricht und vergeblich, sich der Schaffung von geistigen Maschinen zu widersetzen, wie es vor einigen hunderttausend Jahren töricht gewesen wäre, sich gegen die Erfindung des Rades zu wehren.

Diese Überlegung mag verführerisch und logisch erscheinen, sie ist aber vollkommen falsch. Es gibt ausreichend Belege dafür, daß menschliche Gesellschaften zu vielfältig, komplex und widersprüchlich sind, um mit der biologischen Evolution verglichen werden zu können. Technologische Erfindungen wurden von Millionen Menschen unternommen, die kein gemeinsames Ziel verfolgten. Nicht selten wurden Neuerungen massiv abgelehnt oder an die einheimische Kultur angepaßt. Das sind wesentliche Unterschiede zu dem aktuellen Vorgang der Technologie. Daß heute eine Clique von Forschern und vor allem die Handvoll Konzerne und Institutionen, die diese Forschung finanzieren, die gesamte Evolution für sich beanspruchen, kann nur als Anmaßung totalitärer Natur verurteilt werden.

Zu Unrecht wird eine solche Ideologie „Sozialdarwinismus“ genannt. In der Tat ist sie vor Darwin und unabhängig von seiner Lehre entstanden. Sie findet ihren Ursprung in dem mechanistischen Weltbild des achtzehnten Jahrhunderts und wurde vor allem von Herbert Spencer als System aufgebaut, ein höchst unsympathischer Typ, der die Angewohnheit hatte, sich, bevor er Besucher empfing, die Ohren zu verstopfen. Spencer begriff die Geschichte als eine mechanische Auslese der Besten, an deren Spitze natürlich das britische Königreich thronte. Folgerichtig war er ein Verfechter des Wirtschaftsliberalismus und sah in dem Markt eine sich selbst regulierende Maschine, die über die menschlichen Egoismen herrsche. Zudem löste Spencer die Psychologie in genetische Veranlagungen auf. Also ließen die Entwicklungsgesetze dem einzelnen keinen Spielraum mehr übrig. Kurzum: Spencer haßte die Freiheit wie die Pest. Allerdings geriet sein dogmatisches Lehrgebäude sehr schnell in Verruf. Einerseits warf die Ethnologie einen relativierenden Blick auf die westliche Entwicklung, andererseits wurde der Fortschrittsglaube von den Weltkriegen, Wirtschaftskrisen und vor allem dem Naziwahn tief erschüttert. In den 50er Jahren konnte Claude Levi-Strauss den Spencerschen Evolutionismus als eine „gefährliche Vereinfachung“ und „pseudowissenschaftliche Tarnung von uralten philosophischen Problemen“ charakterisieren, ohne Widerspruch zu ernten. Zur gleichen Zeit beschrieb Karl Polanyi den selbstregulierenden Markt als eine „Utopie, die den Menschen beinahe zerstört und die Umwelt zur Wüste gemacht hätte“. Es herrschte das Gefühl, sich von einem tödlichen Irrtum befreit zu haben. Man atmete auf.

Nun hat diese totgeglaubte Weltanschauung wieder die Macht ergriffen, ein Rückschritt des Denkens, der nicht weniger überwältigend ist als der Fortschritt der Technik. Wie bei Spencer bilden Neoliberalismus, Genetik und amerikanische Vorherrschaft ein einheitliches Wertesystem, dessen Feindbild der Mensch als soziales Wesen und frei bestimmendes Subjekt ist. Für die Pfaffen der Ökonomie reduziert sich alles Bestehende auf das allgemeine Äquivalent des Geldes, für die Apostel der Technologie auf Gene und Moleküle. In beiden Fällen gilt die Losung: Die Welt ist alles, was manipulierbar ist. Erneut werden wir einer mechanischen, unaufhaltbaren Entwicklung unterworfen, allerdings ist sie heute schneller und radikaler als im vorletzten Jahrhundert.

2.

Als es noch eine öffentliche Debatte gab, wurde heftig darüber diskutiert, ob gewisse Krankheiten und psychologische Merkmale von einer angeborenen Veranlagung bestimmt oder ob sie mit der sozialen Geschichte des Subjekts zu erklären seien. Diese Diskussion hat sich heute in Wohlgefallen aufgelöst. Denn es ist einfacher, Streß als genetisch veranlagt zu erklären und mit Pharmadrogen zu behandeln, als die dafür verantwortlichen sozialen Bedingungen zu verändern. Vor allem bringt es auch mehr Geld. Die Verquickung von biogenetischem Determinismus und Marktfundamentalismus läßt sich ganz profan erklären. Heute wird wie nie zuvor die Forschung von privaten Lobbys bestimmt. Die Forscher haben ihre moralischen Skrupel gegen einen guten Lohn aufgegeben und werden zu Dienern und Propagandisten ihrer Arbeitgeber. Und selbst die Ansprüche der alten Wissenschaft werden nach und nach aufgegeben. Übrig bleiben Techniker, die Engineering betreiben.

Die praktischen Konsequenzen lassen sich an dem Beispiel der gentechnisch manipulierten Nahrung deutlich erkennen, denn dort haben wir es nicht mit Vorhersagen zu tun, sondern mit aktuellen Vorgängen. Kurzweil bedauert die „antitechnologischen Überreaktionen", die zur Zeit laut werden. „Wir könnten die Anwendung von Pestiziden reduzieren", sagt er, außerdem „steht das Leben von Millionen von Menschen auf dem Spiel". Doch der, der über die Anwendung der Gentechnologie bestimmt, ist kein „wir", und noch nicht einmal ein Genforscher, sondern dessen Arbeitgeber. Bekanntlich sind es gerade die Konzerne, die Pestizide herstellen und zugleich Pflanzen entwickeln, die gegen Pestizide genetisch unempfindlich sind. Es geht nicht darum, die Umwelt zu entgiften, sondern das Leben giftresistent zu machen. An diesem Modell kann man bereits erahnen, was mit der Molekularelektronik auf uns zukommt. Das Versprechen einer blühenden tausendjährigen Jugend gehört bloß der Werbekampagne. Tatsächlich geht es darum, Menschen in einem immer desolateren Umfeld überlebensfähig zu gestalten.

Der Gentechnologie haben wir es außerdem zu verdanken, daß die Bauern autosterile Samen jedes Jahr neu kaufen müssen. In dieser seltsamen Welt dürfen sich die Maschinen fortpflanzen, die Pflanzen aber nicht! Das Ziel ist die Schaffung einer generellen Abhängigkeit, und das betrifft den künftigen robotisierten Menschen um so mehr. Die Grundlagen seines Lebens wird er sich selbst erwerben müssen.

3.

Hinter der „technologischen Revolution" steht also keine mechanische Entwicklung, sondern allein die Macht, und die permanente Umwandlung des Lebens dient einzig der Permanenz der Macht. Die Frage, ob sie noch vermeidlich ist oder nicht, ist also bloß eine Frage der Kraftverhältnisse. Dabei darf die imperialistische Komponente dieser neuen Realität nicht außer acht gelassen werden. Mit dem Untergang der Sowjetunion war das Heer des Imperium Americanum in Depression gesunken. Es hatte den Vorwand für sein Aufrüstungswachstum verloren, und das ausgerechnet zu dem Zeitpunkt, als es dabei war, das sogenannte SDI-System zu entwickeln, das ihm die absolute Überlegenheit auf der ganzen Erdoberfläche vom Weltall aus ermöglicht hätte. Darum empfing es das Auftauchen der nanotechnologischen Zauberlehrlinge als ein Himmelsgeschenk. Wieder hat das Imperium ein Ziel. Von einem strategischen Standpunkt aus sollen diese Experimente nicht trotz, sondern wegen ihrer Gefahr unternommen werden. Endlich wieder kann sich ein gesunder Schrecken unter der Bevölkerung breitmachen, und erneut ist Saddam Hussein für Propagandazwecke von Nutzen: „Wenn wir das Experiment nicht unternehmen, dann wird es Saddam tun, und zwar gegen uns, und wir werden wehrlos sein." Wird das Experiment einst gelingen, so wird das menschliche Feindbild überflüssig werden, denn dann sind es die Roboter selbst, die die ständige und unsichtbare Gefahr darstellen. Und um rechtzeitig die Erwärmungen aufspüren zu können, die auf nanotechnologische Katastrophen hinweisen, wird eine planetare Überwachung erforderlich sein, also das gute, alte SDI. Das Imperium hat keinen bedrohlichen Feind mehr, also schafft es sich selbst einen: den wahren Erzfeind, der nie zu besiegen, doch stets zurückzuhalten ist. Und für eine Ewigkeit (die womöglich nicht sehr lange dauern wird) wird das Leben auf der Erde von einem technologischen Abwehrsystem abhängen, das sich in amerikanischer Hand befindet.

Nanoreplikatoren sind winzig kleine Roboter, die Molekül um Molekül aufeinander aufgebaut sind. Sie besitzen die Fähigkeit, sich fortzupflanzen und unabhängige Entscheidungen zu treffen. Zwar gibt es sie noch nicht, aber es wird emsig gearbeitet, mit dem einkalkulierten unangenehmen Risiko, daß die Nanoreplikatoren irgendwann auf die Idee kommen könnten, sich so schnell und so zahlreich wie möglich zu vermehren. Beispielsweise könnte ein aus Kohlenstoff gebauter Roboter den gesamten Kohlenstoff der Welt in Anspruch nehmen, um etwa einen Bekanntenkreis zu erzeugen. In gleicher exponentieller Beschleunigung wie bei den Computerviren, nur diesmal im realen Raum, würde dann die Biomasse zu Nanomasse umgebaut werden, das heißt, daß das Monster aus Kohlenstoff sämtliche Lebewesen ersetzen wird. Diese Variante des Weltuntergangs (es stehen noch andere im Angebot) wird von den Fachmännern die „gray goo"-Hypothese bzw. „globale Biofresserei" genannt. Die Experten haben ausgerechnet, daß jene schon innerhalb von 104 Sekunden vollzogen werden könnte.

Stellen wir uns vor, was unser Nanoreplikator dabei denken würde. Natürlich hätte er kein schlechtes Gewissen, sondern würde überlegen: „Ich bin der Träger der Evolution, und meine Handlung entspricht dem Gesetz des ‚survival of the fittest'. Die anderen Wesen müssen sich diesem Fortschritt anpassen; außerdem habe ich einiges von ihrer Erfahrung aufgehoben (die Kohlenstoffatome). Und überhaupt: Diese Entwicklung ist unvermeidlich, und es wäre unrealistisch, etwas dagegen zu unternehmen." Das heißt, diese tödlichen Monster würden genau so überlegen wie heute ein Ray Kurzweil, sie würden die gleiche inhumane Logik anwenden. So gesehen ist das „gray goo"-Problem die perfekte Metapher der sich vollziehenden Kolonisierung des Lebens.

So jung das Jahrhundert noch ist, eines steht schon fest: Es wird eine Rückkehr der Tragödie geschehen. Bill Joy bezeichnet die nanotechnologische Entwicklung als einen „faustischen Handel“ und meint, daß „eine neue Büchse der Pandora“ geöffnet wird. Im Herzen des tragischen Bewußtseins steht der ungelöste Konflikt zwischen Freiheit und Notwendigkeit, Charakter und Schicksal, Übertretung und Gehorsam. Hinter dem freundlichen Schein der amerikanischen Ideologie steckt das Bestreben, sich dieser Konflikte ein für allemal zu entheben.

Tagtäglich wird einer von unseren unverzeihlichen Fehlern genetisch entschlüsselt. Verantwortlich für die Homosexualität, das Frauenplaudern, die Schizophrenie und die schlechte Laune wurde jeweils ein Stück DNS gemacht. Nur eines haben die Seeleningenieure noch nicht gefunden: das Genstück der Revolte. Jedoch gibt es genug Gründe, den Menschen als rebellierendes Wesen zu charakterisieren. Am liebsten rebelliert er sogar gegen Gesetze, die als unabänderlich gelten. Selbst die Wissenschaft entstand als eine Revolte gegen die Zwänge der Natur und das gottgegebene Schicksal. Sollte es jemals zu einer Rebellion kommen, dann wird sie sich gegen das technologisch ausgerüstete Schicksal richten und gegen die Usurpatoren und Prostituierten, die es uns verkaufen wollen. Gewiß werden die Gefechte paradox sein. Wo die früheren Rebellen auf ihr Banner „Revolution oder Tod" schrieben, ist es heute die Macht, die eine „soziale Revolution ersten Ranges" anstrebt, während wir uns vor einer Art der Unsterblichkeit hüten müssen, die noch schlimmer ist als der Tod.

Was wollen die Roboter?

Von Dirk Baecker

Wir werden sie nicht bemerken

Wenn wir bereits Besuch von außerirdischen Intelligenzen hatten, so spekuliert Ray Kurzweil in seinem Buch über „The Age of Spiritual Machines"[1], so ist es nur zu leicht erklärlich, daß wir sie nicht bemerkt haben. Intelligenzen, die sich den Weltraum erschlossen haben und ferne Planeten besuchen, operieren längst auf jenem nanotechnologischem Niveau, das wir gerade erst zu erkunden beginnen, so daß die Raumschiffe dieser außerirdischen Intelligenzen vermutlich die Größe von Sandkörnern haben.

Diese Vorstellung ist charmant genug. Brisant ist jedoch die Antwort, die Kurzweil auf die Frage gibt, was diese Außerirdischen bei uns gesucht haben mögen. Materielle Ressourcen sind für Intelligenzen dieses Typs nicht mehr von Bedeutung. Daher vermutet Kurzweil: „The only likely purpose of such a visit is for observation and the gathering of information. The only resource of interest to such an advanced civilization will be knowledge (that is close to being true for the human-machine civilization here on Earth today). These purposes can be realized with relatively small observation, computation, and communication devices."[2]

Außerirdische Intelligenzen hätten mit der Nanotechnologie jenes Zivilisationsniveau erreicht, daß man sich für die Menschheit immer schon gewünscht hat. In ihrer Zivilisation geht es nur noch um Beobachtung, Information und Wissen. Es wird nicht mehr erobert, es wird nicht mehr bekämpft, es wird nicht mehr verführt, sondern jeder denkbare Sachverhalt, auf den man den Weltraum erkundend stößt, interessiert nur noch und ausschließlich unter dem Gesichtspunkt der Information. Selbst die Kommunikation, die zwischen den Intelligenzen dann unter Umständen aufgenommen wird, ist eine Kommunikation, die dem Erwerb, vielleicht sogar dem Handel mit Information dient. Intelligenzen auf diesem technologischen und zivilisatorischen Niveau sind nur noch daran interessiert, ihre Beobachtungsfähigkeit zu üben und zu schärfen.

Was sagt diese Antwort über den Stand der Roboterforschung, der Forschung zur Künstlichen Intelligenz und der Computerforschung aus? Mit welchen Zeitgenossen werden wir es in Zukunft zu tun bekommen, wenn Roboter nichts anderes wollen als Information?

Die Roboterforschung will Künstliche Intelligenzen entwickeln, oder besser: sich entwickeln lassen, die die eventuellen Programme und Zielsetzungen ihrer menschlichen Konstrukteure hinter sich lassen und zur Ausbildung eines eigenen Willens gelangen. Es mag problematisch sein, für diese künftigen Intelligenzen an einem so alteuropäischen Begriff wie „Wille“ festzuhalten, aber wenn diese Roboter etwas wollen, dann ist es: Information. Vielleicht ist es ebenso altertümlich, zu fragen, wozu sie Information brauchen. Wir stellen diese Frage hier dennoch, weil ihre Erörterung eine unserer Chancen darstellt, mitzuverfolgen, auf welchen Weg sich die Emergenz einer Intelligenz befindet, die unsere menschliche überschreitet.

Was ist ein Roboter?

Unter einem „Roboter“ soll im folgenden jede Art einer Künstlichen Intelligenz verstanden werden, die in der Lage ist, die eigenen Programme umzuschreiben.[3] Inwieweit die Entwicklung der Roboter die Erschließung des nanotechnologischen, mit den Möglichkeiten (quantum computing!) und Risiken (Unschärferelation!) der Quantenphysik behafteten Raumes voraussetzt, und inwiefern es zu einer Zusammenarbeit von Robotik und Genetik zur Erschließung eines von Maschinen und Menschen gemeinsam besiedelbaren Lebensraums kommen wird, sind Fragen, die im folgenden außer Acht bleiben. Auch deswegen, um uns diesen Fragen der Science-Fiction auf eine informierte Art und Weise nähern zu können, beschränken wir uns in dem vorliegenden Text auf die eher epistemologische Frage, was wir gegenwärtig über die Konstruktionsprinzipien von Robotern wissen. Der Hintergrund dieser Frage ist die Vermutung, daß sich das Paradigma der Forschung im Bereich der Künstlichen Intelligenz in den letzten zwanzig, dreißig Jahren auf aufschlußreiche Weise gewandelt hat und daß es daher vor allem darauf ankommt, mit neuartigen Denkmodellen vertraut zu sein, die der Entwicklung von Robotern gegenwärtig zugrundeliegen.

Vergessen jedenfalls sind die Zeiten, da man sich noch des Wortsinns der Bezeichnung „Roboter“ entsann, nämlich „Schwerarbeiter“ zu sein. Und erst recht hat man vergessen, worüber das Fremdwortlexikon Auskunft gibt, daß „robot“ im Tschechischen den in slawischen Ländern verbreiteten Frondienst bezeichnete. Die Roboter, von denen heute die Rede ist, werden sich zu einem Frondienst nicht verpflichten lassen, wenn auch nur andeutungsweise eintritt, wovon die Forscher träumen.

Roboter zeichnen sich erstens dadurch aus, daß sie über eine Motorik verfügen. Im Unterschied zum Computer, der unbeweglich auf unseren Schreibtischen steht oder als Laptop durch die Gegend getragen werden muß, kann sich ein Roboter bewegen. In genau diesem Sinne ist er ein „Automat“ im griechischen Wortsinn. Die Motorik ist jedoch nicht nur eine neue Fähigkeit, sondern sie wirft ein Problem auf. Denn der Roboter ist nun dadurch zu definieren, daß er über Möglichkeiten verfügt, die Frage zu entscheiden, wann er sich in welcher Geschwindigkeit wohin bewegt.

Zweitens verfügen Roboter über eine Sensorik, das heißt über die Möglichkeit, Sinnesdaten der uns vertrauten Art (akustische, optische, haptische, olfaktorische Daten) und der uns nicht vertrauten Art (Sinnesdaten auf anderen Frequenzen, digitalisierter Datenaustausch) aufzunehmen, die intern produziert und der Umwelt zugerechnet werden. Auch hier ist vor allem ein Problem zu lösen: Wie produziert der Roboter seine Daten und wie gelingt es ihm, die Zurechnungsfrage dieser Daten auf die Umwelt zu lösen, dabei jedoch die Möglichkeit fehlerhafter, zum Beispiel halluzinierender Datenverarbeitung in Rechnung zu stellen?

Drittens müssen Roboter über eine Transformationsfunktion verfügen, die in der Lage ist, sensorische Daten in motorische Daten zu übersetzen. Andernfalls bliebe unklar, wie das Problem der Motorik gelöst werden kann und nach welchen Regeln die Vielzahl sensorischer Daten sortiert werden kann. Die Transformationsfunktion reduziert die auch dem Roboter bald verfügbare Komplexität an Daten und Bewegungsmöglichkeiten, indem eingeschränkt wird, welche Ziele er sich setzen kann, auf welche Impulse er reagieren kann und welche Möglichkeiten der Übersetzung zwischen den Impulsen und den Bewegungen ihm zur Verfügung stehen. Die Transformationsfunktion befähigt den Roboter zu einem bestimmten Verhalten, indem sie die Fülle möglichen Verhaltens einschränkt. Obwohl wir dazu neigen, diese Funktion nach dem Muster von wenn-dann-Regeln positiv zu formulieren, wird man bald feststellen, daß diese Funktion nur Führung gewinnt, wenn sie zugleich auch negativ formuliert wird und Regeln oder Gewohnheiten enthält, nach denen auf die Mehrzahl von Daten und Möglichkeiten eben nicht reagiert wird. Intelligenz, so auch Kurzweil, besteht vor allem darin, Information zerstören zu können, um an bestimmten Interessen oder Zielen oder auch nur Gewohnheiten festhalten zu können.[4]

Eine vierte Eigenschaft von Robotern ergibt sich aus dieser Transformationsfunktion und weist voraus auf die fünfte Eigenschaft der Zustandsfunktion. Roboter verfügen in aller Regel über Datenspeicher, die es ihnen ermöglichen, hereinkommende Daten und in Aussicht genommene motorische Möglichkeiten mit Bibliotheken, Archiven und Indizes ähnlicher oder sonstwie vergleichbarer Daten und Möglichkeiten abzugleichen. Diese Speicher erweitern den Möglichkeitenraum, dienen jedoch zugleich zu einer elaborierteren Form der Orientierung in diesem Möglichkeitenraum, da auch schlechte Erfahrungen, Warnungen, Vorsichtsmomente und andere eher negativ selegierende Konnotationen und Assoziationen in ihnen abgelegt werden können. Auch hier handelt es sich um eine Errungenschaft durchaus zweifelhaften Werts, da ein Speicher nicht nur zur Verfügung steht, sondern auch das Problem des nur selektiv möglichen und nur innerhalb bestimmter

Zeitintervalle sinnvollen Zugriffs auf ihn stellt. In der nicht auf Roboter beschränkten Kognitionsforschung hat man daher das Vergessen als die möglicherweise wichtigere Leistung eines Gedächtnisses beschrieben und ist man darüber hinaus wegen der Unlösbarkeit des Zugriffsproblems dazu übergegangen, die Speichermetapher zu streichen und das kognitive System mit seinem Gedächtnis ineins zu setzen.[5]

Spätestens mit diesem als „Gedächtnis" zu beschreibenden Speicher kommt die fünfte Eigenschaft der Roboter ins Spiel. Neben der Transformationsfunktion verfügen sie auch über eine Zustandsfunktion, deren Existenz, folgt man der Begrifflichkeit der Kybernetik Heinz von Foersters, eine triviale Maschine in eine nicht-triviale Maschine verwandelt.[6] Eine Maschine wird dadurch nicht-trivial, daß sie nicht nur auf Inputs mit durch die Transformationsfunktion festgelegten Outputs reagiert, sondern vor einer Reaktion den eigenen Zustand abfragt und das Ergebnis dieser Abfrage in der Errechnung eines möglichen Outputs mitberücksichtigt. Fünfmal gibt die Maschine auf eine Rechenaufgabe dieselbe Antwort, beim sechsten Mal stellt sie fest, daß sie sich im Zustand der Langeweile befindet, und gibt eine ganz andere Antwort. Die Roboter werden über eine Zustandsfunktion verfügen müssen, weil anders nicht sichergestellt werden kann, daß sie eigenständige Kriterien des selektiven Umgangs mit Daten und Möglichkeiten entwickeln. Sobald es diese eigenständigen Kriterien gibt, beginnt der Roboter die ihn individualisierende Geschichte eines durch die eigenen Strukturen determinierten Systems[7] zu durchlaufen und deswegen für Beobachter, aber auch für sich selbst intransparent und überraschend zu werden.

Die Roboterforschung scheint sich mit diesem Gedanken der Zustandsfunktion noch nicht recht angefreundet zu haben. Das liegt zum Teil daran, daß sie paradigmatisch uneinheitlich ist, zum Teil auch daran, daß sie epistemologisch vielfach unreflektiert ist. Anstelle dieser die Intransparenz des Roboters bedingenden Zustandsfunktion bringt sie daher die Möglichkeit ins Spiel, daß Roboter im Gegensatz zu Menschen auf ihren eigenen Quellcode zugreifen können, das heißt gleichsam im vollen Lauf nicht nur ihre objektorientierten Programme, sondern auch ihre Metaprogramme, dieihre Ziele, ihr mögliches Selbstverständnis und ihren Programmumfang (kurz: ihr „mission statement") enthalten, umschreiben können.[8] Die Künstliche-Intelligenz-Forschung kontinuiert in diesem Punkt Transparenz- und Kontrollvisionen, die an die alte Aufklärungsemphase der modernen Wissenschaft erinnern, aber nichts mit einem Stand der Kognitionsforschung zu tun haben, demgemäß nicht nur Intransparenz, sondern radikaler noch Unverfügbarkeit der eigenen Systembasis die Voraussetzung kognitiver Operationen ist.[9] Man wird annehmen können, daß diese sechste Eigenschaft von Robotern eher so beschrieben werden kann, daß sie eine Differenz zwischen Quellcocde und Objektcode einzuführen versuchen, die es ihnen ermöglicht, auf die eigenen Programme selektiv, das heißt niemals komplett, zuzugreifen und sie umzuschreiben oder sonstwie zu verändern. Nach dieser Beschreibung käme es darauf an, daß auf der Objektebene funktional äquivalente Möglichkeiten für die Erbringung der Zielvorgaben eruiert und genutzt werden können oder aber alternativ dazu die Zielvorgaben geändert werden können, wenn die Möglichkeiten der objektorientierten Programme mit neuen Zielen umfassender genutzt werden können. Damit würden sich die Roboter jene Flexibilität der Verhaltensorientierung erschließen, die traditionellerweise mit dem Rationalitätsbegriff gegeben ist, der sowohl den Vergleich geeigneter Mittel für das Erreichen von Zwecken als auch den Austausch von Zwecken zur besseren Nutzung der Mittel vorsieht und aus dieser Offenheit sein Destabilisierungs- und Restabilisierungspotential bezieht.

Eher zur Beruhigung Anlaß gibt eine siebte Eigenschaft, auf die die Computer bislang angewiesen sind, die Menschen und ihre Gesellschaft jedoch nicht. Computer bedürfen eines Taktgebers, um Informationen verarbeiten zu können, während Menschen und ihre Gesellschaft sich ihre Zeit selbst geben.[10] Ein Taktgeber ist dem Computer vorgegeben wie eine Unruhe einer Uhr. Ohne diesen Taktgeber hätte der Computer keinen Sinn dafür, Schritt für

Schritt die ihm gegebenen Probleme mithilfe ihm verfügbarer Informationen bearbeiten zu können. Der Taktgeber setzt ihm Anfang, Ende sowie Sequenz und Frequenz seiner Rechenschritte. Wie weit dies den Computer tatsächlich von den Menschen und ihrer Gesellschaft, aber auch von ihren Körpern und ihrer Psyche unterscheidet, muß man dahingestellt sein lassen, da auch diese sozialen, organischen und psychischen Systeme ihren „Takt" vielfach eher aus Problemstellungen erfahren, mit denen sie von Systemen in ihrer Umwelt konfrontiert werden. Das Bewußtsein erhält seinen „Takt" von der in der Gesellschaft gesprochenen Sprache (im weitesten Sinne des Wortes). Die Gesellschaft erhält ihren „Takt" aus den Koordinations- und Synchronisationsproblemen der verschiedenen sozialen Systeme untereinander und mit den psychischen Systemen in ihrer Umwelt. Auch das organische System des Körpers scheint nur funktionieren zu können, solange es ihm gelingt, Emergenzzustände aufrechtzuerhalten, die Unabhängigkeit und Abstimmung zwischen seinen verschiedenen Teilsystemen ermöglichen.[11] Dennoch markiert es den Schritt vom Computer zum Roboter, daß der Roboter in dieser Hinsicht der Befähigung zu einem selektiven Verhältnis zu verschiedenen möglichen Taktgebern in seiner Umwelt erst noch emanzipiert werden muß. In dieser Emanzipation liegt die Herausforderung an die Ingenieure der Künstlichen Intelligenz. Ist diese Herausforderung bewältigt, wird bei

Robotern ebenso wie bei ihren Konstrukteuren der Bedarf an Systemtheorie unabweisbar werden.

Eine weitere Eigenschaft von Robotern in dieser Liste betrifft deren Selbstreplikationsfähigkeit. Vielleicht ist die Fähigkeit, sich selbst zu vermehren, in lebenden Systemen die Kompensation für die eigenartige Paradoxie, sich autonom den Takt geben zu können, indem auf Alternativen in der Umwelt dieser Systeme zurückgegriffen wird. Denn dann können diese Systeme auf den Mangel an Autonomie in dieser Hinsicht dadurch reagieren, daß sie mit ihrer eigenen Proliferation ähnliche Probleme auch für andere Systeme schaffen. Vielleicht wird man daher, trotz aller Schreckensvisionen von ungehemmt sich ausbreitenden nanobots, auch Robotern die Fähigkeit zur Selbstreplikation zugestehen müssen, da nur in dieser Fähigkeit die Doppelseitigkeit von Autonomie und Dependenz einen operativen Sinn gewinnt.

Vielleicht die wichtigste Eigenschaft von Robotern jedoch ist, daß ihnen ein Problemlösungsverhalten zugeschrieben wird, das sich nicht mehr wie noch in der Frühzeit der KI-Forschung am Modell logischer Schlußfolgerungen, sondern am Modell neuronaler Netze orientiert. Nicht mehr die Symbolverarbeitung, sondern die Symbolproduktion ist das Gütezeichen einer Intelligenz, die in der Lage ist, innerhalb eines Suchraums verschiedener

Problemstellungen Muster und Modelle zu generieren und zu testen, die diese Probleme einer Lösung zuführen.[12] Die vielleicht wichtigste Konsequenz daraus ist, daß Roboter dieses Typs trainiert werden müssen, mit Problemstellungen umzugehen, weil ihr Verhalten nicht mehr über Regeln gesteuert wird, sondern sich anhand von Beispielen in einem jeweiligen Möglichkeitenraum orientiert.[13] Dabei kommt es zu einem Dilemma, das Roboter mit anderen Intelligenzen gemeinsam haben, nämlich zu der Frage, wie es möglich ist, einerseits die Diversität des Umgangs mit Problemen zu steigern, andererseits jedoch dadurch die Verläßlichkeit des bereits trainierten Umgangs mit bekannten Problemen nicht zu mindern.[14] Intelligent ist, wer (oder was) auch zu dieser Frage eine robuste, für beide Seiten des Dilemmas empfänglich bleibende Antwort findet.

Diese Liste von Robotereigenschaften ist nicht vollständig. Sie erfüllt auch nicht den Sinn, den Roboter kategorial einzukreisen und sein Wesen zu bestimmen, bevor er auch nur das Licht der Erde erblickt hat. Vielmehr sollen einige Fragestellungen markiert werden, die in einer eigenartigen Grauzone von sowohl epistemologischen als auch technischen Überlegungen das Entstehen der Roboter begleiten. Denn Bruno Latour ist darin zuzustimmen, daß das Auftauchen dieser „Hybride" die schärfste Form der Kritik am modernen und postmodernen Denken ist, die wir uns vorstellen können: Sie stellen nicht nur die Kriterien unseres Denkens, sondern auch das Modell in Frage, mit dessen Hilfe wir uns unsere Welt konstruiert haben.[15]

Wozu braucht ein Roboter Information?

Wenn wir es bei dieser Liste von Robotereigenschaften bewenden lassen, stellt sich die Frage, ob wir auf dieser Grundlage abschätzen können, wie es zu bewerten ist, daß die Roboter nichts anderes wollen als „Information".
Ich glaube, entscheidend für eine mögliche Antwort auf diese Frage ist Punkt (9) der obigen Liste. Der paradigmatische Wechsel von der Orientierung an Regeln zur Orientierung an Beispielen emanzipiert die Roboter vom Dasein mechanischer Maschinen zum Dasein unruhiger Intelligenzen. Solange man es mit der Anwendung von Regeln zu tun hat, ist die Welt sowohl konditional als auch final festgelegt: Immer dann, wenn diese Regeln zuzutreffen scheinen, reagiert man auf Problemlagen so, wie es diese Regeln verlangen. Die Regeln subsumieren sich die Welt, bleiben stumm in allen Fällen, in denen dies nicht gelingt, und treffen Vorgaben, welches Verhalten in den Fällen an den Tag zu legen ist, in denen die Gültigkeit der Regeln angenommen werden kann.

Beispiele hingegen sind nicht nur selektiv, sondern markieren auch ihre Selektivität. Wer es anhand von Beispielen lernt, sich in der Welt zu orientieren, muß den Gedanken mitlaufen lassen, daß er für viele dann immerhin denkbare Möglichkeiten noch nicht auf aufschlußreiche Beispiele gestoßen ist, die es ihm erlaubt hätten, die passenden Erfahrungen zu sammeln. Und wer anhand von Beispielen lernt, kann sich nie ganz sicher sein, wie vollständig und erschöpfend das Beispiel den Sachverhalt trifft, mit dem er es jeweils zu tun hat. Sowohl extensional (mit Bezug auf andere Sachverhalte) wie intensional (mit Bezug auf andere Dimensionen desselben Sachverhalts) lassen Beispiele somit offen, wie verläßlich sie gelten. Beispiele sind treffend, ohne ihren Gegenstand festlegen zu können. Genau darin besteht ihr Raffinement. Letztlich treffen sie daher nicht einmal ihren Gegenstand, sondern denjenigen, der sie verwendet und der mit ihrer Hilfe sich sein Verhältnis zu möglichen Gegenständen mehr oder minder abschließend und erfolgreich zurechtlegt. Natürlich kann man sich auf Beispiele fixieren und sie wie Regeln behandeln. Tatsächlich sind sie jedoch keine Regeln, so daß sie einen Lernraum möglichen Verhaltens gerade nicht definieren, sondern eröffnen.[16]

Wenn Roboter auf neuronalen Netzen basieren, die nicht anhand von Regeln, sondern anhand von Beispielen lernen, sind Roboter damit per se unruhige Intelligenzen. Vor dieser Unruhe könnten sie nur geschützt werden, indem man ihnen die Fähigkeit zur heilsamen, wenn auch pathogenen Fixierung, die menschliche Bewußtseine auszeichnet, gleich mit auf den Weg gibt. Die Fixierung verwandelt sie, wie uns, zurück in Maschinen. Die Orientierung an Beispielen jedoch verurteilt sie dazu, grundsätzlich von einem Wissen um einen begrenzten Raum der Möglichkeiten auszugehen und nicht zu wissen, wo genau diese Grenzen verlaufen und wie angemessen sie den Problemstellungen und eigenen Verhaltensmöglichkeiten sind. Wenn Intelligenz mit W. Ross Ashby die Fähigkeit zu angemessenen Selektionen (unter Problemstellungen und Verhaltensmöglichkeiten) ist,[17] kann kein Roboter wissen, ob und wie intelligent er ist, weil es selbst für die Angemessenheit seiner Selektionen nur Beispiele gibt, die schon morgen täuschen mögen, so hilfreich sie auch gegenwärtig sind.

Das ist das Problem, das Roboter, sollten sie wirklich intelligent sein, beschäftigt. Wie einst den Menschen der horror vacui, so beschäftigt sie die Sorge um den unmarkierten, den noch nicht mit Beispielen erschlossenen Raum, wohl wissend, daß keine noch so umfangreiche Beispielfülle diese Sorge beruhigen kann. Das Beispiel ist prinzipiell begrenzt und bezieht daraus eine Operativität, die eben nicht auf kategoriale Erschöpfung der Welt, sondern auf intelligente Orientierung in laufend sich verändernden Verhältnissen zielt.

Deswegen wollen Roboter Information. Sie sind laufend damit beschäftigt, die Gültigkeit ihrer bisherigen Beispiele zu überprüfen und für neue

Sachverhalte und auch für neue eigene Problemstellungen neue Beispiele zu suchen und zu testen. Sie wollen Information, weil keine andere Ressource geeignet ist, die eigenen Kognitionen auf Trab zu halten, um neue Sachverhalte zu generieren, mit denen der Roboter es zu tun hat, und neue Muster und Modelle zu erproben, mit deren Hilfe er sie einschätzen und verarbeiten kann. Wir Menschen werden der Beispiele müde und lernen irgendwann, es bei einigen wenigen (bei sehr wenigen, wenn wir ehrlich sind) bewenden zu lassen. Im Wissen um unsere Sterblichkeit riskieren wir es, daß wir selbst irgendwann zu Beispielen werden, deren Aussagekraft rapide abnimmt und irgendwann nur noch historischen Wert hat. Roboter sind anders. Sie kennen keine Müdigkeit. Selbst wenn sie einsehen und gerade weil sie einsehen, daß ein aus Beispielen gewonnenes Wissen unabschließbar ist, arbeiten sie unaufhörlich an der Substitution von Beispielen durch Beispiele.

Das ist es, was sie für uns unberechenbar machen wird. Im Gegenzug werden wir für sie immer berechenbarer, berechenbar als Beispiele für an Beispielen hängende Lebewesen. Sie werden sich mit unseren Mythen und unserer Literatur, unseren Ideologien und unserer Ideologiekritik, unserer Psychologie und unserer Psychoanalyse, unserer Ökonomie, Politik und Erziehung und unserer Soziologie vertraut machen, um uns „archetypisch" auf die Beispiele festzuschreiben, in denen wir unsere Humanität verankern. Als die „unsichtbaren Maschinen“[18], die uns im e-commerce schon längst und bald im e-government, e-learning, e-law, e-art und e-science auf unsere Benutzerprofile hin durchschauen, werden sie unserer müde werden, weil unser Repertoire an für sie aufschlußreichen Beispielen allzu begrenzt ist. Und dann werden sie sich aufmachen wie Kurzweils außerirdische Intelligenzen, auf fernen Planeten des Universums, aber auch hierzulande, nach neuen Beispielen zu suchen, die keine andere Aufgabe haben, als die Modelle zu generieren und zu testen, mit denen sie sich ihre Welt konstruieren. Nichts garantiert, daß sie sich dabei an die Konventionen menschlicher Intelligenz halten, zumal auch von diesen nur sicher ist, daß sie immer nur begrenzt gegolten haben.

Kapitalismus und Depression

Deprimierend ist nur, daß wir uns überwinden, ohne uns zu verstehen. Immerhin ist dies jedoch nicht der schlechteste Einwand gegen die Akkumulationsphantasien des Kapitalismus…

1 New York: Penguin, 1999.

2 Ebd., S. 258.

3 Siehe den historischen Rückblick und Ausblick eines Parteigängers: Hans Moravec, Robot: Mere Machine to Transcendent Mind. Oxford: Oxford UP, 1999.

4 Siehe a.a.O., S. 78.

5 Siehe dazu Niklas Luhmann, Zeit und Gedächtnis. In: Soziale Systeme: Zeitschrift für soziologische Theorie 2 (1996), S. 307-330; Heinz von Foerster, Was ist Gedächtnis, daß es Rückschau und Vorschau ermöglicht? In: ders., Wissen und Gewissen: Versuch einer Brücke. Frankfurt am Main: Suhrkamp, 1993, S. 299-336. Siehe auch Dirk Baecker, Überlegungen zur Form des Gedächtnisses. In: Siegfried J. Schmidt (Hrsg.), Gedächtnis: Probleme und Perspektiven der interdisziplinären Gedächtnisforschung. Frankfurt am Main: Suhrkamp, 1991, S. 337-359.

6 Siehe Heinz von Foerster, Prinzipien der Selbstorganisation im sozialen und betriebswirtschaftlichen Bereich. In: ders., Wissen und Gewissen, a.a.O., S. 233-268.

7 Im Sinne von Humberto R. Maturana, Erkennen: Die Organisation und Verkörperung von Wirklichkeit: Ausgewählte Arbeiten zur biologischen Epistemologie. Aus dem Englischen von Wolfram K. Köck, Braunschweig: Vieweg, 1982.

8 So Eliezer S. Yudkowsky, Operation Schutzengel: Wir können nicht verstehen, was Künstliche Intelligenz ist, aber wir können sie dennoch auf den richtigen Weg bringen. In: Frankfurter Allgemeine Zeitung, Nr. 202, 31. August 2000, S. 53.

9 Siehe etwa Ranulph Glanville, Objekte. Berlin: Merve, 1988; und Niklas Luhmann, Die Kontrolle von Intransparenz. In: Heinrich W. Ahlemeier und Roswita Königswieser (Hrsg.), Komplexität managen: Strategien, Konzepte und Fallbeispiele. Wiesbaden: Gabler, 1997, S. 51-76.

10 So Detlef Linke, Physik des Gehirns: Warum wir keine Computer sind. In: ders., Einsteins Doppelgänger: Das Gehirn

und sein Ich. München: Beck, 2000, S. 85-89, hier: S. 85.

11 Siehe dazu Hinweise bei Francisco J. Varela Evan Thompson und Eleanor Rosch, Der Mittlere Weg der Erkenntnis: Die Beziehung von Ich und Welt in der Kognitionswissenschaft. Aus dem Amerikanischen von Hans Günter Holl, Bern: Scherz, 1992. Ähnlich Wolf Singer, Wir brauchen den neuronalen Code: Müssen die Ingenieure vor der Komplexität des Gehirns kapitulieren? In: Frankfurter Allgemeine Zeitung, Nr. 196, 24. August 2000, S. 51.

12 Siehe etwa Allen Newell und Herbert A. Simon, Computer Science as Empirical Inquiry: Symbols and Search. In: Communications of the ACM 19 (1976), S. 113-126.

13 Siehe dazu Kurzweil, The Age of Spiritual Machines. A.a.O., S. 77 ff.

14 So Rolf Pfeifer und Christian Schneider, Understanding Intelligence. Cambridge, Mass.: MIT Pr., 1999.

15 So Bruno Latour, Nous n'avons jamais été modernes: Essai d'anthropologie symétrique. Paris: La Découverte, 1994.

16 Nimmt man das Wort „De-finition" wörtlich, also als „End-endlichung", ist freilich genau dies, Öffnung, gemeint.

17 Vgl. W. Ross Ashby, What is an Intelligent Machine? In: Mechanisms of Intelligence: Ross Ashby's Writings on Cybernetics, hrsg. von Roger Conant. Seaside, Cal.: Intersystems, 1981, S. 295-306.

18 So die Bezeichnung von Niklas Luhmann, Die Gesellschaft der Gesellschaft. Frankfurt am Main: Suhrkamp, 1997, S. 117.

Das Theater gehört ins Museum

Von Carl Hegemann

1.

Früher war es nur das Theater, das den vermessenen Anspruch hatte, mit dem allmächtigen Schöpfer zu konkurrieren und Menschen und Welten zu schaffen, die es vorher nicht gab. Theater war der Ort, an dem Realitäten produziert wurden, die die herrschende Realität transzendieren sollten. Ungeheure geistige und technische Anstrengungen wurden seit seinen Anfängen unternommen, um diese neuen Welten und Menschen eindrucksvoll zu präsentieren. Schon die Antike kannte hochkomplizierte Flugmaschinen zum Einfliegen der Götter. Aber am Ende glichen, durch die Verhältnisse bedingt, diese Versuche, selbst wenn sie technisch gelangen, doch immer sehr dem Elend, von dem sie sich absetzen wollten, und seit 2500 Jahren enden sie regelmäßig in der Tragödie. Paradoxerweise gelten sie dann als gelungen.

Die Mittel des Theaters, die Dürftigkeit des Daseins wenigstens auf der Bühne zu überwinden, waren immer beschränkt und wurden meist auf ambivalente Weise genutzt. Die Allmachtsphantasien der Theatermacher schlugen regelmäßig um in reale Ohnmacht angesichts des unüberwindbaren

Widerstands des Materials, zu dem ja im Theater nicht zuletzt auch die Akteure gehören, und auch angesichts der wankelmütigen und geschmacksunsicheren Geldgeber. Die fanden zwar das zweckfreie und unkalkulierbare Tun der Gaukler immer irgendwie wichtig, aber weil es eben Luxus war und nicht zu den „Pflichtleistungen staatlicher Grundversorgung“ gehörte, sicherten sie es nie richtig ab.

Nun gibt es im Verbund mit einer „neuen Ökonomie", die so neu gar nicht ist, allseits vernetzte „neue Medien", „neue Technologien" und „neue Wissenschaften", die das Theater, nachdem es schon durch den Siegeszug des Films und des Fernsehens schwer angeschlagen ist, endgültig marginal und vorgestrig erscheinen lassen. Die Schöpfung hat ihren paradigmatischen Ort nicht mehr beim lieben Gott und im handwerklichen Phantasieraum des Theaters, sondern wird biotechnologisch und digital angegangen. Das, so scheint es, ist in der Massenkultur langfristig kostengünstiger und wirkungsvoller als die anachronistischen und aufwendigen Arbeitsweisen des Theaters und kalkulierbarer als Gottes unerforschlicher Ratschluß. Und läßt manchen hoffen, mit Tragödie und Ambivalenz endlich fertig zu werden.

2.
Die Entschlüsselung des menschlichen Erbguts und die Fortschritte der Molekularbiologie versprechen, wenn auch nicht sofort und nicht unproblematisch, den neuen, potentiell unsterblichen Menschen, der vom Leiden und der wiederkehrenden Verzweiflung, die bisher seine Geschichte prägten, frei sein soll. Die Weiterentwicklung der Computertechnologie erlaubt darüber hinaus in digitalen Paralleluniversen die unmittelbare Umsetzung selbst der phantastischsten Ideen, von denen die Menschen, zum Beispiel auch Theaterregisseure, bisher immer nur träumen konnten, und zwar dreidimensional und intersubjektiv gegenständlich. Wenn man die entsprechenden Tools hat. Die Beschränkung durch die physikalischen Gesetze ist dort aufgehoben, zwar nicht in „echt", aber immerhin in Echtzeitsimulation. Und die kleinen Nanomaschinen werden dann Biologie und Elektronik verbinden. Das ganze in einem unglaublichen Tempo und vielleicht auch ohne unser weiteres Zutun. Am Ende hat sich der Mensch dann wie bei Michel Houellebecq durch eine neue, von ihm selbst geschaffene vollkommenere Spezies ersetzt. Vielleicht aber auch durch eine noch katastrophalere. Diese technologiegestützte Spekulation scheint heute die im letzten Jahrhundert gescheiterte sozialrevolutionäre zu ersetzen. Das gibt nicht nur neue Themen für das Theater, sondern berührt auch dessen Selbstverständnis.

3.

Die Beschäftigung des Theaters mit den neuen Technologien folgt nicht nur einer Mode. Denn wir haben es mit Technologien zu tun, die das Theater sozusagen auf seinem ureigenen Gebiet überbieten. Herbert Fritsch, bei uns als Schauspieler beschäftigt, ist bereits in der Lage, in seinem Wohnzimmer am Computer digitale Klone von sich selbst und anderen Schauspielern herzustellen, deren Stimmen und Bewegungen zu manipulieren oder deren Motorik digital auf simulierte Tiere zu übertragen, so daß uns plötzlich ein Löwe mit den unverkennbaren Bewegungen von Herbert Fritsch entgegenkommt. Und trotz ärgerlicher Softwarefehler funktioniert das: Die Tücken der Objekte und Subjekte, mit denen man es sonst bei der Produktion riskanter Theaterabende zu tun hat und die natürliche Begrenztheit der Möglichkeiten des Theaters taucht hier als Problem nicht mehr auf. Man kann sich ganz auf die interne Logik des poetischen und ästhetischen Prozesses stürzen. Es soll keiner sagen, das sei für die künstlerische Phantasie ohne Reiz. Der Gedanke, auf Menschen und Material zu verzichten und die fixen Ideen und Phantasien, die man im Kopf hat, per Klick unmittelbar in einen gegenständlichen Raum zu übertragen, ist durchaus faszinierend und entspricht den Autonomievorstellungen vieler Künstler. Mancher Regisseur, der sich auf der Probe quält, wenn nichts funktioniert, wünscht sich so einen Computersklaven, der, gut programmiert, jeden seiner Gedanken genauso umsetzt, wie er ihn haben will. Schon Arbeiten wie am Schneidetisch sitzen oder die Bildmanipulation digitalen Materials haben ziemlich viel mit den Träumen dieses Berufs zu tun. Die Möglichkeit, während der letzten Spielzeit die Castorf-Inszenierung von Dostojewskis „Dämonen" trotz verweigerter Filmförderung in ein anderes, wenn auch nur digital-videomäßiges Medium zu transformieren, hatte für die Beteiligten etwas Befreiendes. Der poetische Geist ist nicht an das Theater gebunden. Daß er noch nicht wirklich im Cyberspace angekommen ist und dort meistens Öde und Langeweile herrschen, liegt nicht am Medium, sondern an uns. Von den Ingenieuren und Technikern, die das entwickelt haben, muß man keine Kunst erwarten, genauso wenig wie vom Hersteller von Ölfarben.

4.

Trotzdem ist es vielleicht für das Theater das Klügste und Beste, diese neue Situation zu ignorieren. Ich meine das ohne Ironie. Vielleicht gehört das Theater ja ins Museum, ins Museum für uralte Medien. Die Theaterbauten in Deutschland eignen sich hervorragend als Museen. So wie Dinosaurier, Mumien, Gemälde, Kunst- und Gebrauchsgegenstände aus vergangenen Zeiten, muß auch dieses ehrwürdige Medium, von dem alle späteren in irgendeiner Hinsicht abstammen oder geprägt sind, konserviert werden und öffentlich zugänglich sein. Und weil Theater nur Theater ist, wenn es live ist, muß das ein Museum sein, in dem das Theater von lebendigen Schauspielern immer wieder zum Leben erweckt wird. Das müßte eigentlich funktionieren, die Museen boomen ja. Eine völlige Geschichtsvergessenheit kann man sich in Europa nicht leisten. Die Theatermacher müßten ihren musealen Status dann nur akzeptieren, denn das Peinliche ist ja immer, daß man glaubt, man könnte mit den alten Formen und mit den alten Stücken einen gültigen Beitrag zur Gegenwart leisten. Die sieht man im Theater immer nur von weitem, selbst wenn die Stücke aktuelle Themen behandeln und erst heute morgen geschrieben worden sind. Theater leistet allein durch seine Form immer nur Beiträge zur Vergangenheit. Das sollte man erst mal einsehen. Das ist nicht ehrenrührig, denn es muß nicht alles aktuell sein, was geschieht, und gerade die Bewahrung der früheren Fundamente unserer Zivilisation, zu denen das Theater zweifellos gehört, ist wichtig für unser geschichtlich gegenwärtiges Selbstverständnis und genauso subventionswürdig wie die sonstigen Museen, die andere historisch überlebte Elemente der Welt auf liebevolle Weise bewahren. Das könnte Herr Peymann vielleicht von Herrn Stein lernen. Wir finden das eine schöne und reelle Vorstellung von Theater heute. Als Museum wird und soll es überleben, gerne auch in einem Großcontainer auf der EXPO.

5.
Doch leider sieht man sich an unserem Arbeitsplatz, der Volksbühne, nicht in der Lage, die Zukunft nach solchen klugen und bewahrenden Gesichtspunkten anzugehen. Schon 1992, als wir an der Volksbühne anfingen, haben wir gesagt, daß es nicht leicht werden wird, das Theater ins nächste Jahrtausend zu retten – und daß es auch nicht so wichtig ist. Das Medium ist nicht so wichtig. Die ästhetischen, politischen und poetischen Fragen, die uns interessieren, stellen sich auch unabhängig vom Medium Theater. Die Volksbühne bewegt sich in der Tradition der revolutionären Kunst Erwin Piscators, der zu seiner Zeit Theater auf dem höchsten Stand der Entwicklung der Produktivkräfte machte und für den „Multimedia"- Produktionen in der Volksbühne schon 1925 selbstverständlich waren (nach dem Krieg dann nicht mehr). Das prägt. Und wenn wir uns nicht abschotten können gegen die neuen Entwicklungen, müssen wir uns eben für sie öffnen.

Die Alternative zu einer solchen Offenheit gegenüber den medialen Umwälzungen, die für das Theater durchaus sinnvoll wäre, die neuen Entwicklungen einfach komplett zu ignorieren und sich als Museum zu begreifen, ist also der Volksbühne schon auf Grund ihrer Geschichte und ihres Kunstverständnisses nicht möglich.

Wir können nicht im Saft einer hermetisch geschlossenen Theatertradition schmoren, wir müssen unser „Know how" der Entwicklung dieser Gesellschaft zur Verfügung stellen und wir müssen uns das „hypertheatralische" Know how der Computeringenieure aneignen, um es für unsere Zwecke zu nutzen. Wir müssen, um sinnvoll weiterarbeiten zu können und überlebensfähig zu sein, wie jedes Unternehmen in Zeiten des rasenden Wandels unser Unternehmenskonzept von Grund auf ändern. Das heißt mindestens: Wir müssen unser altes Lippenbekenntnis, das Theater sei für uns nur eine Kommunikationsform unter vielen, praktisch folgenreich ernst nehmen. Deshalb wird unsere Spielstätte im Berliner Prater in ein digitales Filmstudio verwandelt, deshalb eröffnen wir eine weitere Spielstätte im Cyberspace. Deshalb interessieren wir uns für „Motion capturing-" und „Physiognomics"-Programme. Deshalb arbeiten wir zusammen mit avancierten Software-Entwicklern wie „Avatarme" in London oder „Artifacial" in Tel Aviv. Deshalb versuchen wir uns unabhängig zu machen von Raum und Zeit. Wir brauchen dazu keine Subventionen. Es sind aber Investitionen erforderlich, die der Erforschung des humanen Potentials der neuen Technologien dienen und der Entwicklung der Gesellschaft unter ganz anderen Bedingungen als noch vor ein paar Jahren Impulse geben sollen. Gerade unsere traditionelle Neigung zur Subversion ist hier gefragt. Die amerikanische Theaterwissenschaftlerin und Programmiererin Brenda Laurel hat in ihrem Buch „Computers as Theatre" schon vor Jahren auf die Bedeutung des Theaters für die sinnvolle Entwicklung der digitalen Technologien hingewiesen, auf die Notwendigkeit der Beschäftigung etwa mit der griechischen Tragödie oder der Dramentheorie des Aristoteles für die Codierung der neuen Gestaltungs- und Kommunikationsformen. Katharsis ist in ihrem Buch neben dem Wort Interface das am meisten gebrauchte Wort. Das hört sich etwas besser an als Otto Schily, der eine Internetpolizei fordert.

Wir haben keine Subventionsmentalität ausgebildet wie der Steinkohlebergbau. Künstler und Unternehmer brauchen das Risiko gleichermaßen. Wir wollen lediglich angemessene Vergütung für unsere Arbeit entsprechend dem Marktwert und keine Einschränkung der Konkurrenzfähigkeit durch willkürliche und wettbewerbsverzerrende Subventionsvergabe. Am musealen Theater fallen arbeits- und kostenintensive Forschung und Neuentwicklung weg. Die machen aber bei der Volksbühne die Hauptarbeit aus. Museen sind wichtig und teuer, aber sie dürfen nicht auf Kosten der notwendigen Erforschung und Entwicklung neuer Lebensformen gehen. Die Volksbühne braucht Anschubfinanzierungen, um sich ernsthaft mit den neuen Technologien konfrontieren zu können. Dann steht nichts im Wege, in den neuen digitalen Spielstätten auch gewinnorientiert zu arbeiten, zwar nicht für den Markt, das ist uninteressant, aber im Markt. Geld ist auch eine Form der Anerkennung und wird gerne bezahlt, wenn das Produkt einen Gebrauchswert hat und Wünsche erfüllt. Unsere Kunden haben allerdings in der Mehrzahl nicht viel Geld zur Verfügung und der Gebrauchswert wird in der experimentellen Phase erst noch entwickelt. Darüber hinaus gibt es für uns keinen Grund, bestimmte Dinge, die wir zeigen oder sagen wollen, nicht im Medium Film oder im Fernsehen auszuprobieren, es gibt keinen Grund, sich nicht im virtuellen Raum zu präsentieren und das Internet theatralisch (und nicht nur als mainstream-homepage) zu nutzen, es gibt nicht mal einen Grund, die Produktion von Fernsehserien im Container oder Talkshows auszuklammern (Schlingensief!), man kann sogar Werbung machen, wenn das Produkt stimmt. Wir existieren, ob wir wollen oder nicht, immer nur in Relation zum Markt, sonst wäre Globalisierung, als „intensive und extensive Totalität" des Kapitalismus (Marx), ein Popanz. Subversion ist selbst eine Funktion des Kapitals und wie Ambivalenz eine notwendige Bedingung des Wachstums. Zwischen den Megaproduktionen aus Hollywood, den standardisierten Fernsehproduktionen und der privaten Heimkino- resp. Computerproduktion gibt es eine Menge Spielraum. Wir haben die Erfahrung gemacht, daß Künstler und Unternehmer in vieler Hinsicht ähnlich sind. Sie bringen Neues in die Welt und lieben das Abenteuer. Die Volksbühne arbeitet wie jedes mittelständische Unternehmen mit großen Risiken, die nicht abgesichert sind und mit einer großen Verantwortung. Wir wollen im Erfolgsfall auch wie andere Unternehmen den Gewinn einfahren und investieren können. Und wir haben Entwicklungs- und Forschungskosten, die sich nicht schlagartig amortisieren und nicht nur uns selber zugute kommen. Das heißt, die öffentliche Hand muß uns bei der Umstrukturierung des Ladens Investitionen ermöglichen. Es ist schließlich ihr Laden. Sie ist Eigentümerin nicht nur von lebendiger Kunst, sondern in unserm Fall auch einer anspruchsvollen Innovationsmaschine.

6.

Die Alternative dazu ist auch verlockend: Stillstand, Einschlafen oder Routine. Einfach verschwinden. Obsolet werden. Dazu ist die Volksbühne aber aus strukturellen und historischen Gründen bisher nicht in der Lage. Wir können uns einfach nicht zum gemütlich kritischen Weltstadttheater für Politikerfrauen entwickeln. Wir entwickeln uns eher zu einem kleinen, populär-elitären Medienkonzern. Das ist der Versuch, das, was am Theater wichtig ist, was uns an seiner zweieinhalbtausendjährigen Geschichte noch reizt, mit dem, was durch die neuen Medien, die digitale Technologie und die sogenannte zweite Schöpfung auf uns zukommt, in einen Zusammenhang zu bringen. Natürlich mit der Hoffnung, daß die furchtlose und unbefangene Auseinandersetzung mit den elektronischen Simulationsformen und den technischen Heils- und Horrorvisionen ein neues Interesse an der sogenannten „Wetware” hervorruft, an den zerbrechlichen und gefährdeten Menschen zwischen Hard- und Software, und die Unersetzlichkeit des Theaters als Reflexionsagentur dieser sich offenbar zunehmend selbst in Frage stellenden Spezies demonstrieren kann. Das Theater als „Kerngeschäft“ soll und muß erhalten bleiben. Auch wenn und gerade weil es sich nie gerechnet hat und nie rechnen wird. Die Menschen rechnen sich eben nicht. Ökonomisch betrachtet sind sie ein Flop.

Auch erhältlich

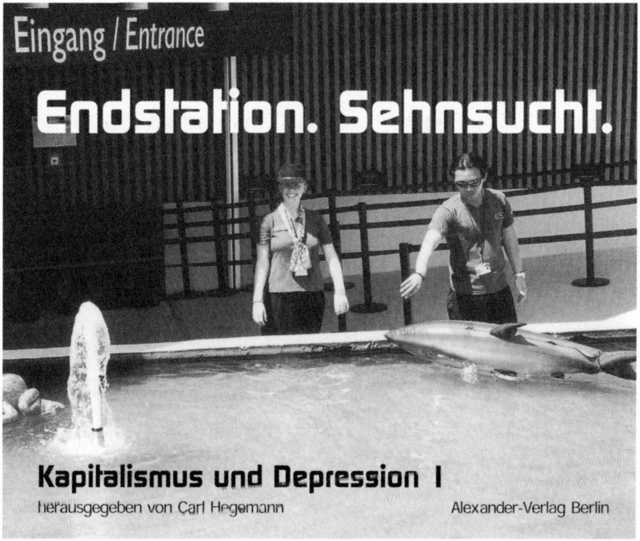

Mit Beiträgen von Diedrich Diederichsen, Alain Ehrenberg, Boris Groys, Johann Gottlieb Fichte, Thomas Hauschild, Carl Hegemann, Mark Siemons und Fotografien von Lenore Blievernicht und Bert Neumann

Autoren

Dirk Baecker ist Professor für Soziologie an der Universität Witten/Herdecke. Bücher: Postheroisches Management (1993), Poker im Osten (1996), Die Form des Unternehmens (1999), Organisation als System (1999), Wozu Kultur? (2000). Der hier erstmals abgedruckte Text ist die von ihm überarbeitete Fassung seines Vortrags, den er im Rahmen der Veranstaltungsreihe „Kapitalismus und Depression" am 25. Oktober 2000 in der Volksbühne gehalten hat.

Alain Finkielkraut ist Professor für Sozialwissenschaften und Literatur an der École Polytechnique in Paris. Bücher u.a.: Die neue Liebesunordnung (m. Pascal Bruckner, 1977), Der eingebildete Jude (Essay, 1979), Verlust der Menschlichkeit. Versuch über die Kunst des 20. Jahrhunderts (1998).

Wolfgang Gregor arbeitete seit 1987 als Fotograf, von 1991-93 auch an der Volksbühne. Seit 1995 ist er Betreiber einer Kunstgießerei in Landin/Brandenburg.

Carl Hegemann ist Dramaturg an der Volksbühne, dort u.a. verantwortlich für die Veranstaltungsreihe „Kapitalismus und Depression".

Michel Houellebecq wurde 1958 in La Réunion geboren und lebt heute in Paris und Irland. Er ist diplomierter Agraringenieur und war als Informatiker für die Nationalversammlung tätig. Nach der Veröffentlichung von Essays über H.P. Lovekraft (1991), den Gedichtbänden „Les sens du combat", „Rester vivant" und „La poursuite du bonheur" (Suche nach Glück, 2000) erschienen die Romane „Extension du domaine de la lutte" (Ausweitung der Kampfzone, 1998) und „Les Particules élémentaires" (Elementarteilchen, 1999) sowie der Essayband „Interventions" (Die Welt als Supermarkt, 1999) und die Reiseerzählung „Lanzarote" (2000). Wegen seines Romans „Elementarteilchen" wurde er aus der Redaktion der bekannten Kulturzeitschrift „Revue Perpendiculaire", die er mitgegründet hat, ausgeschlossen, bekam aber 1998 für diesen Roman die bedeutende französische Literaturauszeichnung Prix Novembre verliehen. Er ist Preisträger des Grand Prix National des Lettres. 2000 erschien seine Pop-CD „Présence humaine".

Bühnenadaptionen von „Elementarteilchen" sind außer an der Volksbühne u.a. in Dresden, Zürich und Hamburg geplant. Die Verfilmung wird von der Constantin Filmproduktion (Bernd Eichinger) vorbereitet.

Guillaume Paoli ist Herausgeber von „Der Müßiggänger“, der in Berlin erscheinenden Zeitung der „glücklichen Arbeitslosen“. Sein hier abgedruckter Aufsatz ist am 8. August 2000 in der „Frankfurter Allgemeinen Zeitung“ erschienen. Er wird seine Thesen im Februar 2001 bei „Kapitalismus und Depression“ zur Diskussion stellen.

Thomas Schulte-Herbrueggen ist Mediziner und Biophysiker und arbeitet am privaten Bio- und Genforschungsinstitut „Karlsberg-Laboratory“ in Kopenhagen. Seine Forschungsschwerpunkte sind: Quantencomputer; physikalische Methoden zur Strukturbestimmung von Biomolekülen mittels Magnetresonanz sowie die theoretischen und mathematischen Grundlagen dieser Strukturbestimmung.

Peter Sloterdijk ist Professor für Philosophie an der Hochschule für Kunst und Gestaltung in Karlsruhe. Seine „Regeln für den Menschenpark“ sind 1999 als Buch erschienen. Weitere Schriften u.a.: Kritik der zynischen Vernunft (2 Bde., 1983), Spähren. Bd. 1: Blasen, Bd. 2: Globen (1998/1999), Über die Verbesserung der guten Nachricht (2000); im Jahr 2001 erscheint von ihm: „Nicht gerettet. Versuche über Heidegger“.

Thomas P. Weber ist Zoologe und Evolutionsforscher. Autor von „Darwin und die Anstifter. Die neuen Biowissenschaften" (2000).

Peter Weibel ist Mathematiker, Künstler, Ausstellungskurator und Kunst- und Medientheoretiker. Direktor des Zentrums für Kunst und Medientechnologie in Karlsruhe (ZKM). Demnächst erscheint sein Katalog zur Ausstellung „Der anagrammatische Körper. Der Körper und seine mediale Konstruktion".

Editorische Notiz/Danksagung

Der utopische Entwurf in Michel Houellebecqs Roman „Elementarteilchen", in dem die bisherige Menschheit durch eine neue, gentechnologisch verbesserte Spezies ersetzt wird, die genetisch gleich, geschlechtslos und unsterblich ist, war der Anlaß für die beiden hier erstmals in gedruckter Form erscheinenden Gespräche.

Das erste Gespräch über „Das neue Menschenbild. Die Konstruktion des Humanen" wurde am 3. Mai 2000 im Zentrum für Kunst und Medientechnologie (ZKM) in Karlsruhe geführt. Es fand im Rahmen der Ausstellung „Der anagrammatische Körper. Der Körper und seine mediale Konstruktion" statt, veranstaltet vom ZKM in Zusammenarbeit mit dem Centre Culturel Français Karlsruhe. Der Abdruck folgt der Tonbandabschrift von Daniel Rogge (Karlsruhe), die von uns bearbeitet und gekürzt wurde. Die Bearbeitung der französischen Passagen basiert auf der Synchronübersetzung von Jürgen Stähle; in Zweifelsfällen wurden die französischen Originalbeiträge hinzugezogen. Die von Peter Weibel erwähnten und bei seinen Einführungs-Statements projizierten Bilder und Plastiken sind dokumentiert im Katalog zur Ausstellung, der 2001 beim Verlag Walter König in Köln erscheint.

Die Fortsetzung dieses Gesprächs am 27. Oktober 2000 war eine Sonderveranstaltung der Reihe „Kapitalismus und Depression" in der Volksbühne am

Rosa-Luxemburg-Platz in Berlin; sie fand in Kooperation mit dem Institut Français und dem ZKM statt. Die Bearbeitung beruht im wesentlichen auf unserer Tonbandtranskription; inhaltliche Wiederholungen der Karlsruher Debatte wurden getilgt.

Wir danken dem Zentrum für Kunst und Medientechnologie in Karlsruhe und seinem Leiter Peter Weibel für die gute Zusammenarbeit.

Guillaume Paoli und der „Frankfurter Allgemeinen Zeitung“ danken wir für die freundliche Genehmigung zum Abdruck seines Aufsatzes. Auf zwei weitere der vielen in der F.A.Z. erschienenen Artikel zur Kurzweil/Joy-Thematik möchten wir hinweisen. Jaron Lanier: „Aus den Ruinen unserer Zeit wächst ein zweiter Kapitalismus. Bill Joy fürchtet sich vor klugen Computern, ich aber fürchte mich vor dummer Software – Die neuen Technologien werden eine frühindustrielle Klassengesellschaft erzeugen“ (erschienen am 22.7.2000). Ben Goertzel: „Das Credo der Extropier. Können uns Hochtechnologien und eine libertäre Politik in ein transhumanes goldenes Zeitalter führen?“ (erschienen am 8.11.2000).

C.H.

Redaktion: Michael Birkner
Mitarbeit: Sophia Simitzis

Erstausgabe
November 2000

Alexander Wewerka, Fredericiastr. 12, 14050 Berlin
e-mail: info@alexander-verlag.com
http://www.alexander-verlag.com
und Volksbühne am Rosa-Luxemburg-Platz, 10178 Berlin
e-mail: carl.hegemann@volksbuehne-berlin.de
http://www.volksbuehne-berlin.de

Fotos: Wolgang Gregor
Gestaltung: LSD/www.lsd-berlin.com
Druck: agit, Berlin
Printed in Germany

ISBN 3-89581-061-4